꾹! 누르면 쏙! 빠지는

뱃속다이어트
장기마사지

꾹! 누루면 쏙! 빠지는
뱃속다이어트 장기마사지

지은이 이여명
펴낸이 이영주
사 진 스튜디오 다
모 델 모델포유(예림, 백재준)

펴낸곳 타오월드
　　　　 서울특별시 종로구 돈화문로 88, 2층
　　　　 전화 02-765-3270
　　　　 팩스 02-765-3271
　　　　 홈페이지 www.taoworld.kr

등 록 1993.4.23. 제10-812호

초 판 초판 1쇄 발행 2011년 5월 20일
　　　　 초판 5쇄 발행 2019년 9월 10일

ⓒ 타오월드 2011, Printed in Korea.
ISBN 978-89-85501-29 13510

값 20,000원

♥ 저작권법에 의하여 한국 내에서 보호받는 저작물이므로 무단 전재와 무단복제를 금합니다.
♥ 잘못 만들어진 책은 바꾸어 드립니다.

꾹! 누르면 쏙! 빠지는

뱃속다이어트 장기마사지

이여명 (국내 장기마사지 창시자) 지음

타오월드

| 저자의 말

"뱃속다이어트 장기마사지로
뱃살도 빼고 건강도 되살리자!"

장기마사지를 국내에 최초로 소개한 지 13여 년이 흘렀다.

장기마사지는 수천 년 동안 선인(仙人)들의 불로양생법으로 맥을 이어오다 세계적인 기(氣)전문가 만탁 치아에 의해 현대화되어, 미국과 유럽 등 서양에서 각광받고 있다. 나는 우리민족 전통의 약손요법과 나 자신의 체험을 더하여 더욱 실용적인 장기마사지로 정립하고, 국민 건강요법으로 널리 알리고자 애써왔다.

기존의 경락마사지, 발마사지, 스포츠마사지 등과 이침, 수지침 같은 각종 체표반사요법들이 몸의 표피와 말단만 자극하는 데 그친다면 장기마사지는 '인체의 중심이자 건강의 뿌리'인 오장육부를 손으로 깊숙이 터치하여 내장의 독소를 몰아내고 막힌 부위를 직접 뚫어주어, 그 효과가 빠르고 정확하다.

그 동안 필자는 직접 장기마사지 아카데미를 운영하며, 어떻게 하면 많은 사람이 장기마사지의 뛰어난 효능을 체험해 제대로 건강해질 수 있을까,

연구하고 보급하는 일에 심혈을 기울였다. 내 노력이 헛되지 않았는지 대학, 기업체, 공공단체 등에서 강연 요청이 빗발쳤고, 일반인은 물론 한의사, 의사, 물리치료사, 간호학 교수 등 의학 전문가와 지압 등을 하는 수기요법사 등 거의 모든 분야의 전문가가 장기마사지 과정을 거쳐 갔다. 길은 로마로 통하듯, 인체를 다루는 모든 요법이 인체의 뿌리와 중심인 오장육부와 연관되어 있기 때문이다.

그중에서 피부관리사들의 뜨거운 관심은 자연의학과 기공 수련의 한 분야로 장기마사지를 소개한 필자의 입장에서는 자못 의아할 정도였다. 하지만 그들을 교육하면서 그 의문은 곧 풀렸다. 장기마사지를 통해 장기를 해독하고 그 기능을 왕성하게 만드니 피부가 속부터 깨끗해지고 뱃살(특히 내장비만)이 잘 빠진다는 이유 때문이었다. 자연스레 장기마사지는 건강·자연 의학계는 물론 다이어트와 미용에 대한 사회적 관심이 점점 고조되면서 피부·미용계까지 큰 파장을 일으켰다.

나도 다년간의 장기마사지 교육과 힐링을 통해 장기마사지의 미용 효과에 놀라곤 했다. 보통 한 달 간 진행되는 장기마사지 교육 과정에서 참가자들이, 뱃속에 있는 독소가 빠지면서 몰라보게 허리선이 생기고, 그에 따라 피부의 혈색이 화사하게 살아나는 체험을 하곤 했다. 출산 후 심하게 처진 뱃살과 튼살이 탄력이 붙으면서 예전의 모습을 회복하는 것을 수없이 목격하기도 했다. 또 변비나 소화불량 때문에 장기마사지를 받으러 온 회원들이 증세의 호전과 더불어 배가 날씬해진 것 때문에 더욱 기뻐하는 모습을 보고는 적잖이 보람을 느끼곤 했다.

하지만 보람도 잠시, 나의 고민은 여기서 그치지 않았다. 더욱 많은 사람들이 장기마사지의 놀라운 효능을 체험할 수 있는 길은 없을까? 그것은 20대 초반부터 정신 수련 과정에서 앓게 된 상기증을 장기마사지로 극복한 뒤,'장기마사지 전도사'를 자임하는 지금에까지 한시도 머릿속을 떠나지 않았던 고민이었다. 나는 장기마사지가 전문가의 손길을 통해 아쉽게만 체험할 수밖에 없는 한계를 벗어나 누구나 스스로 손쉽게 생활 속에서 실천해 궁극적으로 4,500만 명의 건강요법으로 거듭나기를 바랐다.

《뱃속다이어트 장기마사지》는 이러한 고민의 결과물로, 뱃살 빼기를 목표로 삼았지만, 사실 근본적인 건강관리를 위한 자연건강서라고 할 수 있다. 이제, 뱃살 퇴치는 단순히 미용 문제가 아니라 건강 문제가 되었다. 지금까지 비만으로 사망한 사람이 역사 이래 전쟁에서 사망한 사람보다 많다는 통계가 있다. 뱃살―비만은 이제 건강에 치명적인 것은 물론 연애와 결혼, 대인관계, 취업까지 인생 전반에 걸쳐 큰 영향을 미치고 있다. 한마디로'뱃살전쟁'에서 어떻게 살아남느냐에 따라 인생이 결정된다고 해도 과언이 아니다.

사람들은 오늘도 건강하고 아름다워지기 위해 웨이트트레이닝, 다이어트, 마사지 등 다양한 시도와 노력을 하고 있다. 하지만 어떤 방법도 몸속의 근원인 장기 기능을 회복시켜, 몸속을 건강하게 만들지 않고는 도루묵이 될 공산이 크다. 바로 장기마사지가 그 모두의 대안이자 화룡점정(畵龍點睛)이

될 수 있다. 장기마사지는 몸이 건강해지면서 아름다운 몸매가 자연스레 따라오는 '혼자서 할 수 있는' 최고의 건강요법이라고 자신한다!

뱃살다이어트 장기마사지는 손으로 몸속의 내장을 직접 자극하여, 내장의 독소를 몰아내고 장기의 기능을 되살려 몸 스스로 뱃살을 빼게 만드는 원리에 기초를 두고 있다. 그리고 장기 해독을 돕기 위한 <장청소와 3일 디톡스 프로그램>, 장기를 더욱 강화하기 위한 <장운동과 복근운동>, 몸과 마음을 편안하게 하기 위한 <기공 호흡법과 이미지 명상법> 등을 더하여, 장기마사지 방법과 효과를 극대화해 근본적인 뱃살 관리는 물론 건강 전반이 향상되는 입체적인 프로그램을 제시했다. 뿐만 아니라 부록으로 장기마사지 보조기구인 배푸리 활용법을 실어, 장기마사지를 더욱 손쉽게 할 수 있도록 했다. 장기마사지 뱃살 프로그램만으로도 평생 온전한 건강을 챙길 수 있도록 하기 위한 필자의 작은 배려로 봐주길 바란다.

아름다움은 항상 건강과 함께 있다. 한마디로, 뱃속다이어트 장기마사지는 '건강한 아름다움'을 목표로 건강하고 아름다운 삶을 함께 가꾸는 요법이다. 이제 뱃속다이어트 장기마사지와 함께 '건강의 뿌리'부터 아름답게 가꾸어 건강하고 행복한 삶을 활짝 꽃피울 수 있기를 바란다.

모든 사람이 '뱃속다이어트 장기마사지'를 통해 유쾌통쾌한 삶을 되찾는 그날까지!

2011년 4월 이 여 명

차 례

저자의 말　　　　　　　　　　　　　　　　04

1부 왜 장기마사지인가?

소리 없는 자객, 내장지방	14
장기가 건강해야 뱃살이 안 붙는다!	20
장기마사지로 제대로 건강해지자!	23
장기 속에 불로초가 숨 쉬고 있다!	27
당신은 어떤 체형입니까?	32
장기마사지로 뱃살이 어떻게 빠지나?	37
· 장기마사지, 이것이 궁금하다	40

2부 혼자서 뱃살 빼는 장기마사지

장기마사지를 하기 전에 알아야 할 것들 … 46
장기마사지는 어떻게 이루어지나? … 51

혼자서 뱃살 빼는 장기마사지 part I
준비 마사지·마무리 마사지_뱃살 빼는 문을 여닫는다! … 56

혼자서 뱃살 빼는 장기마사지 part II_기본 마사지
배꼽열기_생명의 원천을 살려라! … 62
뱃살 해독 마사지_몸은 스스로를 청소한다! … 72
복뇌 마사지_뱃속에 잠자는 제2의 뇌를 깨워라! … 76
소장 마사지_식욕 차단 호르몬이 샘솟는다! … 81
대장 마사지_뱃살을 빼려면 대장을 맨 먼저 청소하라! … 86

혼자서 뱃살 빼는 장기마사지 part III_장기별 본 마사지
간 마사지_간만 인내하라고 하지 마라! … 92
위 마사지_위의 크기를 줄이면 식사량이 줄어든다! … 96
신장 마사지_피가 맑아지면 물살이 빠진다! … 100
방광 마사지_수독이 가로막은 몸의 물길을 터라! … 105
자궁·난소 마사지_여성 건강의 파수꾼을 지켜라! … 108
임맥 뚫기_울화를 참으면 지방도 쌓인다! … 113
폐 마사지_신선한 산소가 지방을 태워 없앤다! … 117
심장 마사지_맥박을 조율해 비만의 뿌리를 차단한다! … 121

혼자서 뱃살 빼는 장기마사지 part IV

장기마사지를 북돋우는 장운동 6가지　　　　　　　　125

3부 내 몸을 살리는 장기마사지

뱃살 유형에 따른 장기마사지　　　　　　　　138
'아가씨 비만'을 위한 장기마사지_건강한 몸매미인이 되자!　　　149
'아줌마 비만'을 위한 장기마사지_임신 출산을 탓하지 마라!　　　153
'남성 비만'을 위한 장기마사지_샐러리맨이여, 뱃살의 적신호를 바꿔라!　　162
'소아·청소년 비만'을 위한 장기마사지_우량아는 허약한 비만아일 뿐이다!　167
'노인 비만'을 위한 장기마사지_아름다운 실버가 되자!　　　172
둘이서 주고받는 장기마사지　　　　　　　　178

4부 피부 미인을 만드는 장기마사지

장기를 다스려야 피부가 고와진다!　　　　　　　　184
여드름을 없애는 장기마사지　　　　　　　　187
· 성인 여드름을 예방·관리하는 생활요법　　　　　　196
기미를 없애는 장기마사지　　　　　　　　198
· 기미를 예방·관리하는 생활요법　　　　　　205

5부 장기마사지 120% 효과 높이기

나만의 장기마사지 프로그램을 만들자!	210
코르셋 복근을 만드는 복근운동 5가지	213
몸과 마음이 편안해지는 기공 호흡법	219
상상하는 대로 빠지는 명상 다이어트	227
사흘 만에 끝내는 장기 디톡스 프로그램	235
·장기 디톡스를 촉진하는 먹거리	240
장기마사지 효과를 높이는 식습관	242
뱃살이 쏙 빠지는 밥상 혁명	247
·독소를 배출하고 지방을 분해하는 먹거리	252

6부 배푸리로 하는 장기마사지   253

뱃속다이어트 장기마사지 프로그램 일기	271
부록 타오월드협회 소개	273

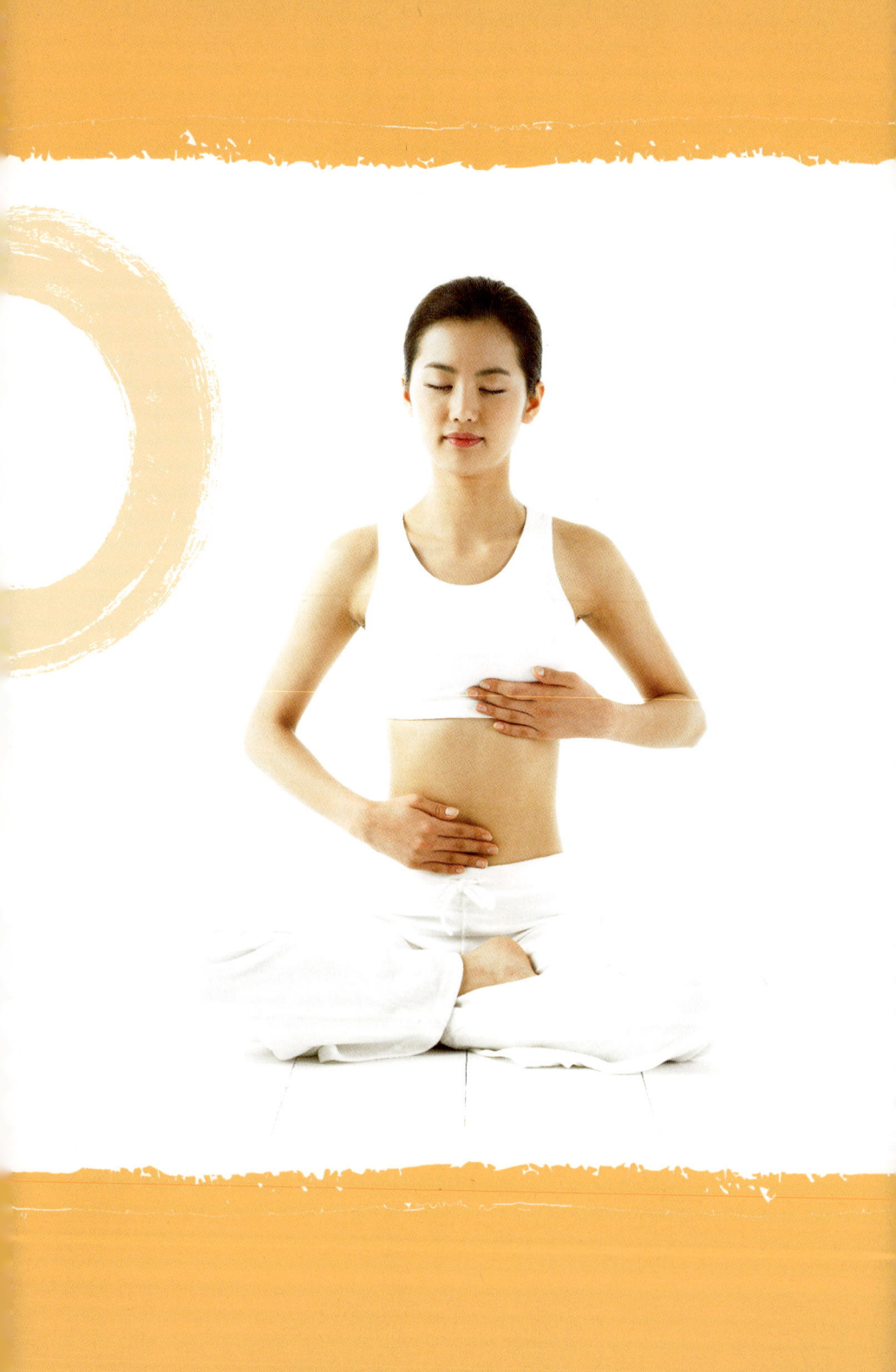

[1부]
왜 장기마사지인가?

　장기마사지는 장을 깊숙이 터치해 부드럽게 만들고 탄력성을 회복시키는 직접적인 방법이다. 장기마사지는 장의 모공을 열어 장 밖의 지방이나 노폐물을 다시 흡수하여 노란 기름 덩어리로 만들어 대변으로 배출시킨다. 게다가 뱃속의 순환이 좋아져 장이 따뜻해지면 지방은 더욱 빨리 분해되기 마련이다. 장기마사지의 내장지방을 분해하는 효과는 일반적인 경락마사지나 스파 등 몸의 표면만 자극하는 요법과는 비교조차 되지 않는다. 이러한 마사지도 몸속의 수분이나 노폐물이 뭉쳐 있는 상태인 셀룰라이트나 피하지방을 개선할 수 있지만, 가장 안쪽에 있는 내장지방까지 손쓰기 어렵다. 만일 다이어트로 피하지방과 셀룰라이트는 없애고 내장지방을 그대로 두면 다시 몸속에 지방이 쌓여 요요현상이 일어나 예전보다 더 굵은 허리가 되기 십상이다. 따라서 뱃살을 빼고 싶다면 내장지방을 이해하고, 제거하는 것이 가장 중요하다.

소리 없는 자객,
내장 지방

당신의 뱃살은 안녕하십니까?

장기마사지를 가르치다 보면 사람들의 배를 많이 보게 된다. 겉으로는 팔다리가 가늘고 몸매가 날씬해 보이는데, 정작 마사지를 하려고 보면 허리선이 아예 없거나 올챙이처럼 배만 빵빵한 여성이 의외로 많다. 통계에 따르면 젊은 여성 중 비만도가 -20%인데도 허리선이 보기 좋게 날씬한 여성은 채 5%에 지나지 않는다고 한다. 대부분 장기 사이를 구분하는 장간막이나 장기 속에 내장 지방이 심하게 끼어 있기 때문이다.

한국인은 전신비만이 많은 백인이나 흑인, 상체 비만이 많은 히스패닉계와 달리 뱃살만 두둑한 복부비만이 많다. 그래서 자신의 빈약한 가슴, 가는 팔다리를 보면서 비만이 아니라고 대수롭지 않게 생각하는 경향이 짙다. 하지만 복부비만은 겉으로는 날씬해 보여도, 스스로 알아차리지 못하는 사이에 발생할 수 있어 훨씬 위험하다.

최근 들어 비만 인구가 급증하면서 비만이 큰 사회적 문제로 떠오르고 있다. 비만은 대부분 지방이나 당분 함량이 높은 패스트푸드·육류를 섭취하는 나쁜 식습관, 빠듯한 생활로 인한 스트레스와 운동 부족에서 비롯한다. 현재까지 흡연이 사망을 일으키는 제1의 주범이었으나 곧 비만이 그 자리를 대신할 것으로 예측하고 있다. 연간 250만 명 넘는 사람이 비만으로 사망하고 있고, 전 세계 여러 나라가 비만과의 전쟁을 속속 선포하고 있다. 비만은 우리 건강의 가장 큰 적인 셈이다.

뱃살이 1㎝ 늘면 수명은 1년 단축된다!

복부비만은 보기도 싫지만 고지혈증, 고혈압, 당뇨병, 관상동맥 질환 등 다른 성인병과 직결되는 것이 더 큰 문제이다. 따라서 각별한 주의와 지속적인 관리가 필요하다. 이제 뱃살 관리는 미용의 차원을 넘어서 우리 몸의 건강을 관리하고, 질병을 예방·치유하는 '가장 중요한 무기'이다.

복부비만에는 두 가지가 있다.

우선 살은 두텁지 않은데 배가 볼록 튀어나온 '내장지방' 형이다. 이것은 피하(皮下, 피부의 밑)에 낀 지방은 적지만 내장 사이사이에 지방이 많이 끼어 있는 경우로, 주로 팔다리는 가는데 윗배만 볼록하게 튀어나온 중년 남성에게서 많이 볼 수 있다.

다른 하나는 뱃살을 꼬집어보면 지방이 손에 잡히는 '피하지방' 형이다. 피하에 지방은 많지만 상대적으로 내장지방은 적은 경우로 뱃살이 늘어진 중년 여성에게서 많이 볼 수 있다.

둘 중 **건강에 특히 치명적인 것은 내장지방**이다.

내장지방은 내장 속이나 바깥에 기름때처럼 달라붙어 장기를 압박해 그 기능을 떨어뜨린다. 예를 들어, 내장지방이 뱃속의 장과 하대정맥을 누르면 정맥 순환을 방해해 변비, 치질, 하지정맥류 등이 생기기 쉽다. 남성의 경우 내장지방이 전립선을 압박하면 호르몬이 원활하게 분비되지 못해 성 기능이 떨어지기도 한다. 실제로 체중을 7kg 줄이면 음경 길이가 1cm 늘어나고 발기 부전을 개선할 수 있다는 연구 결과도 나와 있다.

내장지방은 몸속에 쌓여 분해하고 합성하는 과정에서 해로운 유리 지방산을 만들어내기도 한다. 유리 지방산은 혈류 속으로 흘러들어가 고지혈증을 유발하고, 인슐린의 활동을 방해해 당 대사에 이상을 일으키고 혈당을 높인다. 특히 유리 지방산이 간과 연결된 혈관인 간문맥을 통해 간으로 지나치게 흡수되면 지방간이 된다.

내장지방은 송유관에 잔뜩 낀 폐유 찌꺼기처럼 오랫동안 장기 속에 쌓여 부패하면 독소를 만드는 주범이 되기도 한다. 이러한 장의 독소가 혈액이나 림프를 타고 온몸으로 돌면 동맥경화, 고혈압, 심근경색, 뇌경색, 뇌출혈 등 치명적인 성인병과 두통, 알레르기, 관절염, 아토피, 천식, 암 등 각종 만성 질병을 유발한다.

오죽하면 허리둘레가 1㎝ 늘어날 때마다 수명이 1년씩 단축된다는 말이 있겠는가?

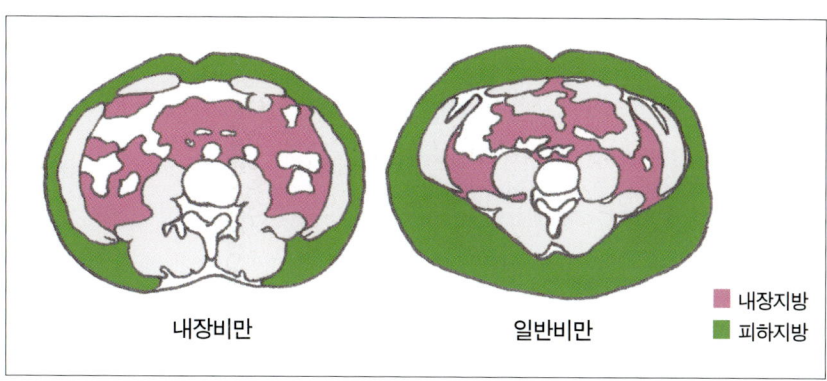

내장지방과 피하지방
내장지방은 마른 사람의 경우에도 장기 속에 많이 쌓여 있을 수 있어 무척 위험하다.

내 복부비만 지수는 얼마일까?

그렇다면 우리는 이렇게 위험한 내장지방으로부터 얼마나 자유로운가?

나름대로 건강을 위해 운동하고 좋은 음식을 챙겨먹는다고 자부하지만, 대부분의 현대인이 나쁜 식생활 습관, 스트레스 앞에 무방비로 노출되어 있는 것이 현실이다. 건강하고 아름다운 몸매를 선망하지만, 빠듯한 생활에 쫓겨 하루하루 늘어나는 뱃살에 시무룩해지는 모습은 결국 우리 모두의 자화상일지 모른다.

그렇다면 내 뱃속에 내장지방이 얼마나 끼어 있는지 알 수 있는 방법은 없을까?

가장 정확한 방법은 당연히 CT(computer tomography, 컴퓨터 단층 촬영) 검사를 하는 것이다. 내 체형이 피하지방형인지 내장지방형인지까지 분명하게 구별할 수 있지만, 병원에 오가는 시간이나 비용을 따져보면 쉽게 엄두가

나지 않는다.

하지만 점심시간 사무실 책상에서나, 저녁을 먹기 전 식탁에서 잠시 짬을 내 자신의 복부비만 정도를 알 수 있는 간단한 방법도 있다. 줄자를 꺼내 배꼽을 지나가게 허리둘레를 재어보거나 엉덩이의 가장 높은 곳을 지나가게 엉덩이 둘레를 재어보자.

허리둘레가 남성 90㎝(35.4인치), 여성 80㎝(31.5인치) 이상이거나 허리와 엉덩이둘레 비율(W/H)이 남성 0.95 이상, 여성 0.85 이상이면 내장 비만일 확률이 높다.

자신의 키와 체중으로 간단하게 측정할 수 있는 BMI수치 계산법으로도 자신의 비만 정도를 알아낼 수 있다.

BMI 수치에 따른 체질량지수 및 비만관련 질환 위험도

분류	체질량지수(체중(kg)÷신장(㎡))	비만 관련 질환 위험
저체중	<18.5	낮음
정상체중	18.5~22.9	보통
과체중	≥23.0	
위험체중	23.0~24.9	위험 증가
비만 1단계	25.0~29.9	중등도 위험
비만 2단계	>30	고도 위험
비만 3단계	≥40.0	극심한 위험

윗배가 단단하게 만져지는 남성은 내장비만일 확률이 크다. 하지만 위 기능이 좋지 않아 가스가 자주 차서 윗배가 불룩 나온다는 사실도 알아야 한다. 팔다리는 가는데 배만 볼록하게 튀어나온 사람도 십중팔구 내장지방이다. 전체적으로 날씬한데 허리선이 없는 H자 몸매도 내장지방을 의심해볼 필요가 있다.

이제 당신의 건강이 어느 지점에 서 있는지 파악했을 것이다. 그렇다면 지금부터 우리 몸속의 지도는 어떻게 이루어져 있고, 어떤 방법으로 내 몸을 건강하게 되살리고 뱃살도 없앨 수 있는지 그 방법을 알아보자!

장기가 건강해야
뱃살이 안 붙는다!

몸속에 독을 쌓아두지 마라!

비만은 몸속에 에너지가 섭취된 만큼 소모·배설되지 않고 지방 형태로 피하 조직이나 장기에 쌓이는 현상이다. 앞서 말했듯 비만의 외적인 원인은 고지방식, 알코올과 당분의 과잉 섭취, 흡연, 스트레스, 운동 부족 등이다. 특히 술과 담배는 모세혈관을 수축시켜 체온을 떨어뜨린다. 그러면 내장까지 혈액순환이 원활하게 이루어지지 않아 노폐물이 쌓이고 내장의 활동과 대사가 저하돼 내장지방이 쉽게 생긴다.

비만의 내적인 요인은 장기 이상에 따른 지방 분해 기능 저하이다. 즉 오장육부의 조화가 깨지고 그 기능이 떨어져서 섭취와 배설의 불균형을 초래해 내장 안이나 바깥에 노폐물과 지방이 지나치게 쌓이는 것이다. 사실 오장육부는 인체의 엔진이자 생화학 공장이다. 인체의 공장이 잘 돌아가면 필요한 것을 적절하게 만들어내고 불필요한 것은 태워 없애거나 인체 밖으로 말끔히 몰아낸다.

우리 몸의 소화·흡수·배설 기능을 담당하는 소화기 계통의 위, 소장, 대장은 그 과정에서 많은 유해 가스와 독소를 만들어낸다. 이러한 유해 독소의 노폐물이 몸속에 쌓이면 입으로 숨을 내쉴 때나 방귀, 변을 볼 때 지독한 냄새가 나는데다, 장의 소화·흡수력이 떨어지고 면역력까지 파괴된다. 또한 간과 신장, 자궁, 방광 등 주변의 장기를 오염시킬 뿐만 아니라, 장의 점막을 통해 혈관으로 들어가 피와 함께 온몸으로 돌아다니며 비만을 비롯한 각종 질병을 유발한다. 특히 대장의 독소가 간문맥과 간동맥을 통해 간으로 들어가면 간의 해독 기능과 지방 대사 기능을 떨어뜨리고 지방간과 간경화 등 간 질환을 일으키는 주요 원인이 된다. 신장 기능이 떨어지는 것도 혈액이 혼탁해지고 독소가 쌓이는 탓이며, 폐, 심장 기능이 떨어져 울화가 쌓이고 심혈관 질환이 일어나는 것도 모두 장의 독소에서 비롯한다고 해도 과언이 아니다.

간을 살려야 내장지방이 사라진다!

간은 해독과 영양분의 분해·합성 기능을 맡고 있다. 간은 우리 몸에 화학 독성 물질이 들어오면 이것을 수용성으로 만들어 담즙이나 소변 형태로 배설하기 쉽게 만든다. 하지만 간이 처리할 수 없을 만큼 독성이 강한 물질이 들어와 과부하가 걸리면 독소가 몸속에 쌓이고, 특히 지방 조직이나 세포막에 쉽게 달라붙는다. 그러면 지방 조직이 딱딱해지고 셀룰라이트(수분·노폐물·지방으로 구성된 물질이 신체의 특정한 부위에 뭉쳐 있는 상태)로 변해 뱃살 등 피부가 울퉁불퉁하게 보이는 원인이 된다.

또 간은 주요 열량 연소 기관으로 지방 대사를 조절하는 중요한 기능을 한다. 간이 건강하면 효과적으로 지방을 연소하고 찌꺼기는 담즙 형태로 소장을 통해 몸 밖으로 배출한다. 그런데 독성 물질의 과부하로 간의 에너지 대사율이 낮아지면 지방의 침착으로 지방간이 되고 음식이 지방 조직으로 바뀌는 비율이 커진다. 간의 여과 기능이 손상되면 혈중의 지방도 걸러낼 수 없게 되어 많은 양의 지방이 혈관벽이나 내장 사이에 눌어붙게 된다. 따라서 간을 해독해야 비로소 내장지방은 사라진다.

장의 소화·흡수·배설 기능을 높이고, 간의 해독·분해·합성 작용을 활성화함으로써 몸에 필요한 물질은 취하고 불필요한 물질은 내보내야 체내 해독과 뱃살 빼기를 함께 할 수 있다.

복부비만의 과정	
스트레스, 운동부족, 과식(외적 요인) 위, 소장, 대장의 이상(내적 요인)	소화불량, 변비 가스 참, 독소유발
간 기능 저하	지방간, 내장비만, 독소 축적
신장 기능 저하	부종, 혈액 혼탁, 독소 과중
폐, 심장 과열	울화·심혈관질환
복부비만, 성인병, 암	

장기마사지로
제대로 건강해지자!

왜 뱃살만 유독 안 빠지는 것일까?

　설문 조사에 따르면 우리나라 사람들은 신체 부위 중 뱃살을 가장 빼고 싶어 한다. 실제로 성인 여성 10명 중 4명 이상이 복부비만이다. 웰빙과 몸짱 열풍이 거세지면서 웬만한 사람은 누구나 웨이트트레이닝 같은 운동을 시도해본 경험이 있을 것이다. 큰 결심을 하고, 가급적 육류를 피하고, 땀을 뻘뻘 흘리며 러닝머신을 달리고, 술 담배를 끊어도 참 쉽게 붙었던 뱃살은 줄지 않는다고 아우성이다.
　이렇게 노력하는데도, 내장 지방이 쉽게 안 줄어드는 이유는 무엇일까?
　뱃살을 빼고 싶어 하는 사람들 대부분이 단순히 지방을 만드는 요소만 줄이면 된다고 믿기 때문이다. 몸속은 한동안 지속했던 환경이 변하려고 하면, 그동안 이루어졌던 생명 활동을 그대로 유지하려고 애쓰는 '항상성'이 있다. 따라서 아무리 운동을 해도 몸은 내장지방을 일정하게 유지하려고 한동안 지방 분해를 억제한다. 그래서 운동이나 다이어트를 처음 시작하면 몸무게는 주는데—이것은 근육이 줄어드는 것이다—오히려 체지방률은 높아지는 경우가 생기는 것이다. 물론 꾸준히 생활습관을 고쳐나가고 운동을 한다면 적어도 6개월 후에는 건강을 되찾고 뱃살도 줄일 수 있다. 하지만 장과 간의 기능이 떨어져 있는 상태에서 다이어트와 운동을 하면 목표에 도달하기 전에 몸과 마음이 지쳐 결국 날씬한 몸매는 잡힐 듯 잡히지 않는 '파랑새'에 지나지 않는다.

따라서 무턱대고 내장지방을 없애려고 무리하게 운동하는 것보다는 장과 간을 해독하고 몸의 균형을 바로잡는 것이 훨씬 중요하다.

경락마사지, 스파도 따라올 수 없는 장기마사지의 힘!

장과 간이 건강해지면 뱃살도 자연스레 줄어드는 까닭은 무엇일까?

내장지방은 결국 우리 몸속에 과잉된 영양소가 쌓인 것이다. 따라서 내장지방을 빨리 없애려면 영양소를 공급하고 분해하는 장소인 장과 간이 건강해져 스스로 활발하게 움직여야 한다. 만일 우리가 먹는 음식과 식습관을 바꾸고 운동을 적절하게 병행한다면 당연히 뱃살은 더욱 빨리 빠질 것이고, 날씬한 몸매를 계속 유지할 수 있을 것이다.

장기마사지는 장 깊숙이 터치하여 장을 부드럽게 만들고 탄력성을 회복시키는 직접적인 방법이다. 장기마사지는 장의 모공을 열어 장 밖의 지방이나 노폐물을 다시 흡수하여 노란 기름 덩어리로 만들어 대변으로 배출시킨다. 게다가 뱃속의 순환이 좋아져 장이 따뜻해지면 지방은 더욱 빨리 분해되기 마련이다.

장기마사지의 내장지방을 분해하는 효과는 일반적인 경락마사지나 스파 등 몸의 표면만 자극하는 요법과는 비교조차 되지 않는다. 이러한 마사지도 셀룰라이트나 피하지방을 개선할 수 있지만, 가장 안쪽에 있는 내장지방까지 손쓰기 어렵다. 만일 다이어트로 피하지방과 셀룰라이트는 없애더라도 내장지방을 그대로 두면 다시 몸속에 지방이 쌓여 요요현상이 일어나 예전보다 더 굵은 허리가 되기 십상이다.

따라서 뱃살을 빼고 싶다면 내장지방을 이해하고, 제거하는 것이 가장 중요하다.

장기마사지는 건강하며 아름다워지는 최상의 지름길!

내장지방은 피하지방에 비해 쌓이기 쉽지만, 개선하는 것도 생각만큼 어렵지 않다. 피하지방은 내장지방보다 분해 속도는 느리지만, 내장지방에서 유리 지방산이 공급되지 않으면 더 이상 늘지 않는다. 그래서 내장지방을 제거하면 피하지방은 생기기 어렵다. 따라서 복부비만을 없애는 지름길은 내장지방을 없애는 데 온 힘을 기울이는 것이다.

내장의 노폐물이 청소되고 내장지방이 원활하게 분해되면 배가 쏙 들어가고 허리가 잘록해진다. 뱃살이 빠지면서 허벅지나 팔뚝, 상체에 찐 살도 덩달아 빠진다.

어떤 주부는 한 달 동안 셀프 장기마사지를 해서 처녀 때 같은 날씬하고 탄력 있는 배를 만들고, 체중도 4.5kg을 감량하였다. 이것은 장기 기능이 좋아지고 몸 전체의 균형이 회복되면서 당연하게 따라온 결과이다.

배는 인체의 중심으로 웅덩이와 같아 계속 노폐물을 퍼내어 없애더라도 주변의 노폐물이 또다시 모여들기 마련이다. 그래서 무턱대고 체중을 무리하게 감량하면 여러 부작용이 따를 수밖에 없다. 이를테면 무리한 다이어트로 생리가 불순해지거나 무월경증이 생길 수 있다. 게다가 몸의 영양분은 많이 빠져나가는데 영양 보충을 소홀히 해 골다공증이 생기고, 대뇌가 위축되며, 피부에 트러블이 생길 수 있다. 심하면 거식증이나 폐결핵이 일어나 사망에 이르는 경우도 있다.

단순히 미용만을 목적으로 하는 무리한 다이어트는 되레 몸의 균형을 깨뜨리고 장기에도 악영향을 끼친다. 몸을 이해하고 각 장기의 특성을 잘 파악한 후 그 특성에 맞게 직접 자극해 효과를 높이는 장기마사지야말로 먹을 것 다 먹으면서 힘든 운동을 하지 않고서도 건강과 아름다움이라는 두 마리 토끼를 잡을 수 있는 최고의 다이어트 마사지이다.

장기 속에 불로초가
숨 쉬고 있다!

우리 몸은 사람이 걷는 길과 같다

"음식은 입으로 들어가면 목구멍에서 항문에 이르기까지 하나의 관으로 이루어진 길을 걷는다. 길이 막히면 오랫동안 멈춰서거나 걸음이 더뎌지고, 답답해질 수밖에 없다. 마찬가지로 장이 막히지 않고 일사천리로 대소변까지 잘 통하면 100세를 살아도 병이 없다. 정체되면 혈액이 탁해져 온몸에 병이 든다."

일본의 유명한 의사 요시마스 토오도(吉益東洞)의 《의사고언(醫事古言)》에 나오는 말이다.

사람들은 흔히 "뱃속이 편해야 만사가 편하지." 하며 갑갑한 배를 손바닥으로 쓸어보고는 한다. 몸속의 장기를 감싸고 있는 외투와 같은 배는 몸의 중심이라고 해도 지나친 말이 아니다. 그렇다면 뱃속이 편한 상태는 무엇을 말하는 것일까? 한마디로 소화기관인 위와 장이 서로 잘 통해 소화·흡수·배설이 원활하게 이루어지는 것이다.

뱃속이 편하지 않으면 소화가 잘 안되고, 가스가 차 늘 속이 더부룩하고 변비에 걸리거나 뱃살이 늘고, 자주 복통을 일으킬 수 있다.

간, 신장, 심장, 폐 등 70% 이상 망가져야 몸에 이상 증상이 나타나는 장기들도 위나 장 같은 소화기관의 문제가 오래 진행돼 나쁜 영향을 받는 경우가 대부분이다. 나무 한 그루를 예로 들어, 뿌리가 건강하지 않으면 줄기가 약해지고 꽃이 시드는 이치와 같다. 결국 몸의 뿌리에 해당하는 소화기관이 막히면서 모든 질병이 시작되는 것이다.

위와 소장의 소화·흡수 기능이 떨어지면 영양분이 온몸에 제대로 전달되지 않고, 대장의 배설 기능이 막히면 독소가 유발돼 주변 장기를 오염시키고 혈액과 림프를 더럽혀 모든 기관과 조직도 망가뜨린다. 따라서 장은 건강과 치유를 위해 가장 먼저 보살펴야 할 장기라는 것을 명심해야 한다.

장을 이해해야 건강이 보인다!

우리는 장(腸) 하면 단순히 음식물을 소화·흡수하고 남은 찌꺼기를 똥오줌으로 걸러내는 음습한 장소 정도로 생각하는 경향이 있다. 하지만 장은 소화·흡수·배설이라는 물질대사 기능 말고도 면역력과 각종 호르몬의 보고라는 사실을 알아야 한다.

그런데 흔히 면역체라 하면 백혈구, 림프구 등을 일컫는데 이것들이 장과 무슨 관련이 있단 말인가?

인체의 주요 면역체인 백혈구(줄기세포)는 골수에서 처음 만들어지지만 이들을 강력한 군인으로 훈련하는 장소는 바로 장에 많이 분포하고 있다. 마치 사람이 훈련소에서 훈련을 받은 후 어엿한 군인으로 거듭나는 것과 같은 이치이다.

장관(腸管)에는 림프 조직이 분포되어 있고, 특히 빈창자와 큰창자 사이에 있는 작은창자의 일부분인 회장 끝과 맹장의 아래 끝에 붙어 있는 가느다란 돌기인 충수의 점막 부위에 오돌토돌한 돌기 모양의 림프 조직(파이엘판)이 가장 많이 모여 있다. 바로 이 파이엘판에서 항체를 생산하는 백혈구 B림프구가 성숙된다. 참고로 이물질 공격의 명수인 백혈구 T림프구는 가슴 중앙에 있는 흉선에서 성숙된다. 장과 흉선에서 성숙한 림프구들은 혈액, 림프샘, 비장 등으로 이동하여 경계 근무를 서게 된다. 장은 심각한 질환에서 우리 몸을 보호해주는 면역세포의 70~85%를 생산해낸다고 볼 수 있다.

만약 장이 굳어지거나 약해지면 면역에 관여하는 중요한 정보를 담고 있는 장의 림프 조직이 위축되고 줄어들기 때문에 면역력이 떨어질 것은 뻔하다. 특히 파이엘판이 망가져 B림프구 성장에 이상이 생기면 과민성 항체가 마구 생겨 화분증, 류머티즘, 궤양성 대장염, 알레르기성 비염·피부염 등 자가면역 질환이 쉽게 발생한다.

또 한 가지 놀라운 사실은 소화관에도 두뇌처럼 내분비세포나 신경세포가 분포되어 있어 수많은 호르몬이나 신경전달물질이 나온다는 사실이다. 이들 물질들은 장의 면역체 성숙에 관여할 뿐만 아니라 두뇌와 상호 밀접하게 정보를 교환·협조하며 신체기능 조절을 담당하고 있다.

지금까지 소화관에서 방출되는 소화관 호르몬은 모두 14종 규명되었다고 한다. 가스트린은 위와 십이지장의 경계인 유문부 점막에서 혈액으로 분비되어 소화를 촉진시켜 준다. 소장에서 나오는 모틸린과 엔테로클루카곤은 장관의 연동 운동을 촉진시키는데다, 간의 글리코겐을 분해하여 근육에서 쓰도록 도와주고 아드레날린을 적당하게 분비시켜 신체에 활력을 불러일으키기도 한다.

진시황과 한무제가 애타게 찾았던 불로초도 장에서 나온다. 장 전체에서 분비되는 멜라토닌이 바로 그것! 멜라토닌은 고혈압과 암, 기타 성인병을 치료하고, 특히 노화를 방지하는 특효가 있어 현대판 불로초 호르몬으로 불리고 있다. 이처럼 장은 인체에 건강과 활력을 선사하는 귀중한 천연약재를 만들어내는 보고 중의 보고이다.

장이 뚫리면 뱃살은 자연스레 빠진다!

CCK호르몬(cholecystokinin, 콜레시스토키닌)은 십이지장 점막에서 분비되는 호르몬으로, 마음을 편안하게 해주고 집중력을 높여주며, 정상 식욕과 포만감을 유발시켜 준다. 식사 후 약 20분이 지나면 CCK호르몬이 분비되어 위에 뻗어 있는 미주신경 말단에 배가 부르다는 신호를 보내 두뇌로 전달한다. CCK호르몬의 이 기능은 식욕 조절 회복에 큰 도움을 준다. 섭식 중추는 뇌에 있지만, 그 중추에 정보를 제공하여 조절하게 만드는 것은 바로 장이다. 두뇌가 하드웨어라면 장은 소프트웨어에 해당한다고 볼 수 있다. 소프트웨어인 장의 기능이 무너지면 두뇌도 오작동을 하거나 작동 불능 상태에 빠질 수 있다.

장내 세균총(장내 세균의 집결체)의 활동도 참으로 엄청나다. 장내 세균은 약 100조 개로 인체의 세포 수보다 많고 무게는 1kg이나 된다. 유익한 세균은 소화 활동을 돕는 것은 물론, 병원균을 물리치고, 혈중 콜레스테롤을 줄이고, 독성 물질과 발암 물질을 분해하거나 생성을 억제하고, 소화관의 벽을 두텁게 해 면역

기능까지 높여준다. 유익한 세균은 인간 생존에 필수적인 존재로 제3의 장기로 불린다. 유산균, 비피더스균 등이 대표적인 유익한 세균으로 나이가 어리거나 신체가 건강할수록 그 비율이 높다.

반면 웰치균, 장구균 등 유해한 세균은 암모니아, 스카톨, 인돌 같은 부패 가스와 발암 물질을 유발한다. 이런 독성 물질은 장 점막과 융모를 파괴하여 장의 흡수율과 면역력을 떨어뜨리고 주변 장기와 혈액을 오염시킨다. 소식과 함께 식이섬유와 유산균 음료를 많이 섭취하고 장운동이나 장기마사지를 꾸준히 하면 장 내에 유익한 세균들이 활기를 띨 것이다.

지금까지 살펴보았듯이 장은 단순히 소화·흡수·배설의 물질대사 기능뿐만 아니라 면역 기능을 담당하고 각종 호르몬을 분비하며 유익한 세균을 기르는 산실이다. 따라서 건강을 되찾고 뱃살을 줄이는 데 가장 기본적인 것은 인체의 뿌리가 되는 장을 뻥 뚫어 스스로 조절하는 능력을 부여하는 것이다. 그야말로 장이 뻥 뚫리면 배가 가벼워지고 편안해진다.

당신은
어떤 체형입니까?

장기마사지로 피부, 몸매 미인이 될 수 있다.

피부와 자태, 표정의 아름다움은 미인의 3대 조건이다. 표정이 마음 상태가 겉으로 표현된 아름다움이라면, 피부와 자태는 오장육부의 건강이 외적으로 표현된 아름다움이라고 할 수 있다. 속이 편할 때 편안한 마음도 자연스럽게 우러나오는 것이므로 아름다움은 모두 오장육부의 건강과 관련이 깊다. 피부미는 장기마사지 '내면 미용'을 통해, 표정미는 이상적인 '몸매 이미지 명상'을 통해 얻을 수 있다. 이에 대해서는 뒷장에서 살펴보고, 여기서는 먼저 자태미에 대해 알아보자.

균형 잡힌 몸매의 포인트는 인체의 중심인 배와 허리이다. 배와 허리의 중심이 비뚤어지면 몸 전체의 균형이 무너진다. 체형이 비뚤어지면 단지 자세나 습관이 나빠서 굳어진 것으로 생각하기 쉽다. 하지만 근육이나 골격의 왜곡도 내장병, 특히 장의 문제에서 비롯된다. 실제로 현대인들이 겪는 근골격계 문제의 70% 이상이 그 자체보다 내장 이상에서 발생한다. 각종 스트레스, 오염, 불량 식품이 판을 치는 환경 속에서 살아가는 현대인들은 소화불량, 변비, 가스 참, 뱃살 등 소화기관의 이상을 먼저 겪기 때문이다.

인체의 구조가 골격에 의해 유지되고 골격은 근육과 신경으로 작동된다. 그런데 근육과 신경은 장기가 만든 에너지에 의해 움직이고 있다고 볼 수 있으므로 인체의 뿌리이자 중심은 장기라고 할 수 있다. 나무의 뿌리가 약해지면 물과 영양분을 끌어올릴 수 없고 줄기도 지탱할 수 없듯이, 인체도 뿌리인 장이 약해지면 골격과 근육의 균형도 무너지게 된다.

예를 들면, 요통은 장의 가스나 노폐물의 과다한 압력이 등 쪽의 신경과 힘줄, 근육을 자극하여 흔하게 생기는 것이다. 변비, 위하수증, 신장병, 생리통 등도 모두 내장 문제에서 비롯한 요통인 것이다.

배를 보면 어느 한 쪽 갈비뼈가 유난히 들려 있는 경우를 종종 발견할 수 있다. 다른 원인이 있을 수 있겠지만, 흔히 그쪽 대장의 구석에 차 있는 가스 압력 때문인 경우가 많다. 대장의 가스 압력에 의해 들린 갈비뼈는 척추에 붙어 있기 때문에 척추의 위치 또한 변형시킨다. 만약 대장의 왼쪽에 심한 가스가 지속적으로 축적된다면, 왼쪽 갈비뼈가 들리고 척추가 오른쪽으로 이동하게 된다.

특히 소장과 대장은 복강의 대부분을 차지하며 몸의 균형을 지탱하고 있다. 따라서 장의 상태에 따라서 배의 형태가 결정될 것이고, 인체 중심인 배의 형태에 따라서 체형이 모양지워질 것이다.

당신은 어떤 체형입니까?

프란츠 사비어 마이어 박사(1875~1965)는 내장 기관을 '인간의 뿌리 시스템'이라 정의하고 장의 상태와 체형의 연관 관계를 건강형, 준비형, 차렷형, 오리형, 물음표형, 자루형, 큰북형 7가지로 구분했다. 몸속의 각 장기, 특히 장이 어떤 상태인가에 따라 인체가 균형을 잡기 위해 어쩔 수 없이 부자연스러운 자세를 취하게 된다는 것이다.

첫째, 건강형은 척추가 곧고 복부 근육이 팽팽한 모습이다.

가장 이상적인 체형이지만 오랫동안 앉아서 일하고 불규칙한 식습관을 되풀이하는 현대인 중에는 이러한 모습을 쉽게 찾아볼 수 없다.

둘째, 준비형은 요추(허리등뼈)가 일직선이 된 상태이다.

요추가 자연스럽게 만곡을 이루지 못하고 쭉 펴져 있으면 복부 근육이 약하고 장이 건강하지 못할 소지가 많다. 장 활동이 활발하지 못해 뱃속에 노폐물이 축적되면 이런 체형으로 굳어진다.

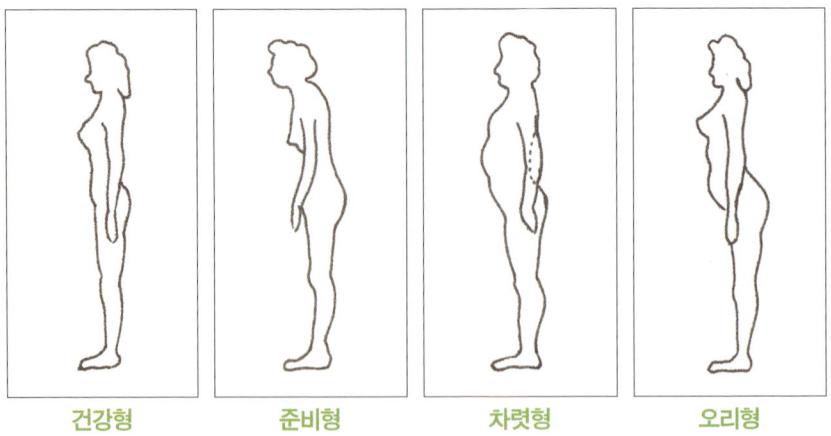

셋째, 차렷형은 요추가 앞으로 굽어진 상태이다.

만성적인 소화 장애에 시달리는 위와 장은 엉덩이를 뒤로 올리고 요추를 앞쪽으로 과도하게 굽힘으로써 장을 위한 공간을 더 많이 확보하려고 한다. 자연스런 만곡을 이루어야 할 흉추(가슴등뼈, 목등뼈와 허리등뼈 사이에 있는 척추)가 펴지기 때문에 가슴은 튀어나오고 목은 뒤쪽으로 단단하게 고정돼 두 견갑골(어깨뼈)의 거리가 너무 가까워진다. 이 구조는 요추의 통증을 유발하고 호흡이 짧아지는 원인이 된다. 엉덩이도 탄력을 잃고 늘어지기도 한다.

넷째, 오리형은 엉덩이가 뒤로 튀어나오고 상체가 앞쪽으로 지나치게 쏠린 상태이다.

오리형은 소화 장애가 심해 요추 부위를 앞으로 내밀어 복부의 공간을 더욱 확보하려 한다. 이 때문에 엉덩이를 뒤로 빼야 균형을 잡을 수 있고 상체는 뒤쪽으로 기울어져 있으나 가슴은 앞으로 튀어나온다. 이 구조는 장에 가스가 가득 차기 쉽다.

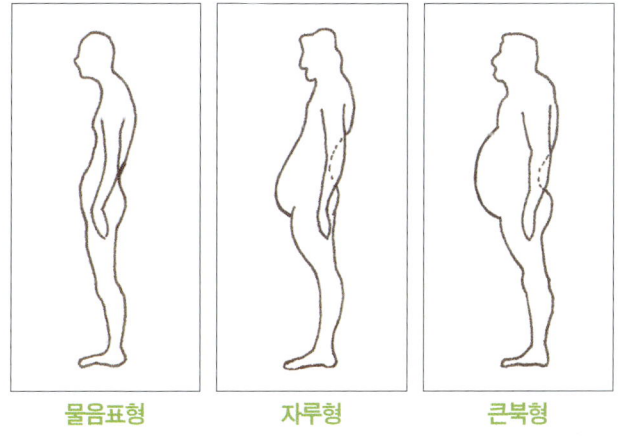

다섯째, 물음표형은 요추와 흉추가 지나치게 굽은 자세이다.

복부 근육이 약하고 변비가 심하며 장이 손상된 사람의 경우, 장 속에 노폐물이 가득 쌓여 무게 중심을 잡기 위해서 위쪽 척추가 휘는 형태가 된다. 그 결과 복부가 튀어나오고 목이 뻣뻣하게 앞으로 내밀어지게 된다. 견갑골은 서로 넓게 벌어지고 가슴은 편편하거나 움푹 들어가게 된다.

여섯째, 자루형은 장이 매달려 있는 상태이다.

장이 늘어지고 만성적인 변비에 시달리며 내장지방으로 불룩한 똥배가 생긴 경우이다. 요추의 만곡이 심하고 엉덩이가 옆으로 퍼진다. 처진 배의 균형을 맞추기 위해 상체가 뒤로 젖혀진다. 늘어진 소장은 치골 부위에서 접혀 성기 위에 드리워지고 성기를 덮는다. 이렇게 접혀서 금이 생긴 부분은 빨갛게 되어 염증이 생기기 쉽다.

일곱째, 큰북형은 말 그대로 커다란 북을 배에 얹은 듯한 모습이다.

이 체형은 배에 가스와 숙변, 피하지방과 내장지방이 가득 차서 생긴다. 가슴과 횡격막은 위로 밀리고 넓어진다. 목은 어깨와 목 뒤의 돌출된 살집으로 인해 거의 보이지 않는다.

당신은 어떤 체형인가? 옷을 벗고 거울에 옆모습을 비춰보라.

아름답고 균형 잡힌 몸매를 가꾸기 위해선 평소의 바른 자세와 습관도 중요하다. 하지만 먼저 인체의 중심과 뿌리인 장을 튼튼하게 다스려야 하지 않을까? 장이 튼튼해지면 바른 자세가 저절로 이루어지고 겉과 속이 모두 아름답고 건강한 사람이 될 수 있다.

장기마사지로
뱃살이 어떻게 빠지나?

자율신경의 균형을 잡아 장 기능을 살린다!

    현대인은 지방이 많이 든 음식을 먹고 알코올과 당분을 과잉 섭취한다. 여기에다 흡연, 스트레스, 운동 부족이 일상화되면서 섭취와 배설의 균형이 심각하게 깨지고 있다. 몸속에 들어간 만큼 어떤 형태로든 밖으로 나오지 않으면, 몸속 특히 내장에는 유해 가스, 노폐물, 지방이 쌓이고 바로 이것이 복부비만을 만든다.

    장기마사지는 인체 에너지 체계의 중심인 배꼽과 자율신경이 밀집한 부위인 복뇌를 적절히 자극하여 오장육부의 균형을 회복시켜 주고 장기의 기능을 활성화시켜 준다. 장기의 기능이 살아나면 몸의 자연 치유력이 강화되어 노폐물과 과잉 지방 등 불필요한 요소를 저절로 몰아내게 된다.

장기의 독소를 없앤다!

복부비만이 있는 사람은 장 안에 1kg 이상의 숙변이 끼어 있고, 간과 신장 등 장기 안에도 지방과 노폐물, 독소가 쌓여 있다. 장기마사지는 각 장기를 직접 터치하여 마사지함으로써 그 어떤 방법보다 장기의 독소를 말끔히 훑어내는 데 빠르고 탁월하다.

아랫배를 따뜻하게 하여 순환이 잘 되게 한다!

아랫배가 냉하거나 장과 신장이 차가우면 복부비만이 생기기 쉽다. 장이 냉하면 장 활동이 둔화되어 소화·배설이 잘 되지 않고 차가워진 장을 보호하기 위해 단열성이 풍부한 체지방이 많이 쌓이기 때문이다.

장기마사지는 배와 장기를 온화한 에너지로 자극해 배를 따뜻하게 해주고 기혈 순환을 촉진한다. 배가 따뜻해지고 피가 잘 돌면 산소 공급이 풍부해져 지방을 효율적으로 태워 배출하게 된다.

지방 분해를 촉진한다!

비만을 해결하려면 제지방(지방을 제외한 단백질, 근육 등의 성분)이 아닌 체지방을 분해해야 한다. 장기간의 꾸준한 운동이 아니면 제지방만 소모될 뿐 체지방이 쉽게 줄지는 않는다. 지방 섭취를 제한한다 해도 몸의 항상성이라는 기능이 작동해 내장지방을 일정하게 유지하기 위해서 분해가 억제된다.

지방의 분해를 촉진하기 위해서는 영양소 분해 공급 장소인 장과 간을 건강하게 만들어 스스로 조절하는 능력을 회복하는 것이 중요하다. 배는 평소에 잘 움직이지 않아 내장지방은 물론 피하지방도 쉽게 집중된다. 내장의 움직임이 활발해지면 내장지방이 점점 분해되고 피하지방까지 자연스럽게 줄어들게 된다.

기초대사율을 높인다!

장기의 기능이 활발해지면 기초대사율(호흡·소화 등 일반적인 신체 기능을 유지하기 위해서 휴식 시에 사용하는 에너지. 즉 인체에 필요한 최소의 열량)이 높아져 칼로리 소모량이 늘어난다. 신체 활동이 적은 사무직의 경우 기초대사율이 총 칼로리 소모량의 70%나 되고 그 외의 신체 활동에 소모되는 에너지는 30% 정도 밖에 되지 않는다. 그러므로 기초대사율을 늘려야 섭취한 영양소를 쉽게 에너지화시켜 지방으로 축적되는 것을 막을 수 있다. 장기 기능을 높이면 기초대사율이 높아진다.

위의 크기를 줄여주고 포만감을 유발한다!

복부비만인 사람은 보통 정상인의 3~4배까지 위가 늘어나 있다. 위가 크면 아무리 먹어도 포만감이 생기지 않아 식사량 조절이 어렵다.

장기마사지는 위 근육의 탄력을 회복시켜 위를 주먹만한 크기로 줄어들게 만든다. 그러면 식사량이 평소의 절반까지 줄어들기도 한다. 또 십이지장에서 포만감을 일으키는 CCK호르몬이 왕성하게 분비되고 소장의 흡수율이 좋아져 적게 먹어도 배가 든든해진다.

장기마사지, 이것이 궁금하다

Q. 장기마사지는 누구에게 필요합니까?

A. 장기마사지는 장기를 해독하고 장기 전체의 기능을 높여 인체 스스로 재생력과 면역력을 회복하도록 도와줍니다. 따라서 운동과 식사 조절에 거듭 실패한 사람, 배만 볼록하게 튀어나온 내장비만이 심한 사람, 거친 피부나 기미, 여드름 등 피부 트러블이 있는 사람, 변비나 설사, 생리통, 복부 팽만감, 소화불량 등으로 속이 늘 불편한 사람들에게 아주 효과적인 다이어트 방법입니다. 또한 아랫배와 손발이 몹시 차고 만성피로나 스트레스 때문에 다른 다이어트 방법을 쉽게 실천할 의욕이 없는 사람들에게도 아주 손쉬운 방법입니다.

Q. 장기마사지가 다른 마사지와 다른 점이 무엇인가요?

A. 다른 마사지들은 주로 인체 표피와 근육, 말단 조직을 주로 자극하여 장기에 영향을 주는 반사요법입니다. 장기마사지는 말 그대로 인체 중심이자 뿌리인 배꼽과 장기를 직접 자극합니다. 그러므로 뱃속 중심에서부터 풀어져 시원해지는 깊은 느낌을 주지요. 근육과 골격을 다루느냐, 장기 자체를 다루느냐 하는 큰 차이점을 이해할 필요가 있습니다.

Q. 뱃속다이어트 장기마사지로 정말 뱃살이 빠지나요?

A. 장기마사지는 복부 깊숙이 자극하고 장기 기능을 되살리기 때문에, 특히 다른 마사지로 접근하기 쉽지 않은 내장비만 해결에 탁월합니다. 내장비만이 줄어들면 신진대사 기능이 더욱 좋아지기 때문에 결국에는 피하지방도 점차 줄어들게 되지요. 그 밖에 장운동과 복근운동, 몸과 마음의 균형을 회복해주는 기공 호흡과 이미지 명상을 병행하면 더욱 건강한 아름다움을 얻을 수 있습니다.

Q. 얼마 정도 해야 뱃살이 빠지나요?

A. 뱃살을 줄이는 기간은 개인이 어떤 몸 상태와 라이프스타일을 가지고 있고, 어떤 목표를 세우고 얼마나 노력했느냐에 따라 다릅니다.

가스배나 물배는 3~5회 정도만 마사지해도 눈에 띄는 효과를 볼 수 있고, 내장비만도 1~2개월 노력하면 많은 효과를 볼 수 있습니다.

내장지방에 피하지방까지 겹친 사람이라면 3개월 이상 꾸준히 노력해야 만족할 만한 효과를 얻을 수 있습니다. 결국 관건은 스스로 중간에 포기하지 않고 끝까지 노력하는 의지에 달려 있습니다.

Q. 장기를 직접 마사지하면 아플 것 같은데요?

A. 많이 긴장하고 뭉쳐 있는 부위는 아플 수 있습니다. 하지만 자신의 몸 상태에 맞추어 쾌통이 느껴질 정도로 적당한 자극을 가하면서 문제를 점차 해소해나가야 합니다.

장기를 직접 자극하면 은근한 쾌통이 몸 전체로 퍼져나가면서 속에서부터 시원해집니다. 마사지 후 배가 텅 빈 듯이 편안해지고 몸이 날아갈 것 같이 가벼워진다는 것이 체험자들의 공통된 느낌입니다.

장기마사지는 마음까지 어루만지는 깊고 아늑한 휴식을 지향합니다. 특히 배푸리 도구로 배 지압을 하는 경우 통증이 몹시 크게 느껴질 수 있습니다. 그래서 배푸리 사용을 꺼리거나 중단하는 분들이 종종 생깁니다.

하지만 장기마사지를 할 때 통증이 심하다는 것은 그만큼 장기에 문제가 많다는 반증이기도 합니다. 절대 장기마사지를 중단하지 마시고, 배푸리 위에 수건이나 얇은 담요를 덮어 배 지압을 시도하고 지압 강도를 스스로 잘 조절하기 바랍니다. 배가 풀림에 따라 통증이 줄어들며 차츰 배 지압이 유쾌한 시간으로 바뀔 것입니다.

Q. 뱃살 관리에는 운동과 식사 조절이 최고가 아닐까요?

A. 물론 적절한 운동과 식사 조절은 필요합니다. 고지방, 고칼로리 음식을 피하고 적절한 식사를 하면 됩니다. 운동도 수영이나 산책, 조깅 등 자연스러운 운동을 권장합니다.

하지만 뱃속다이어트 장기마사지는 극단적인 식사 제한이나 힘든 운동은 하지 않아도 됩니다. 장기 기능이 좋아지고 균형이 회복되면 기초대사율이 상당히 높아지고 불필요한 지방이나 노폐물은 자연히 분해·배출됩니다. 이렇게 장기 해독을 효율적으로 하지 않고 무조건 식사 제한이나 운동으로만 몸을 몰아붙이면 몸의 항상성 기능에 의해 지방을 붙잡아 놓으려는 경향이 생겨 근육부터 줄게 됩니다. 물론 식사 제한이나 운동을 장기간 실천하면 지방을 태워 없애게 되겠지만 그 전에 쉽게 지치게 됩니다. 또한 장기마사지는 일반 운동으로는 접근하기 어려운 장기 해독과 장기 운동을 위해 아주 효율적인 방법입니다.

Q. 장기마사지 할 때 주의할 점은 없나요?

A. 장기마사지가 탁월한 효능에도 불구하고 지금까지 널리 애용되지 못한 까닭은 '위험하지 않을까?' 하는 고정관념 때문일 것입니다. 하지만 장기마사지는 인체해부학과 병리학에 대한 기초지식만 있으면 누구나 안전하게 할 수 있습니다.

일반적으로 부드러운 터치는 문제될 게 없습니다. 하지만 섬세하고 민감한 장기를 직접 터치할 경우, 급성염증, 궤양, 종양 부위는 자극을 피하는 게 좋습니다.

고혈압이나 심장질환, 복부대동맥류 등 각종 심각한 질환을 앓고 있는 사람과 노약자, 임산부, 인공 장기나 피임 기구 등 몸속에 인공물을 부착하거나 삽입한 분들은 각별히 주의를 기울여 마사지해야 합니다. 이런 경우 전문적인 지도를 받지 않고 함부로 마사지하면 위험할 수 있으니, 반드시 전문적인 교육을 받고 주의 깊게 접근해야 부작용을 피할 수 있습니다.

Q. 책에서 여러 가지 마사지법을 소개하고 있는데 전부 해야 합니까?

A. 일반적으로는 53페이지의 장기마사지 기본 순서에 따라 준비 마사지와 기본 마사지(배꼽 열기, 뱃살 해독 마사지, 복뇌 마사지, 소장 마사지, 대장 마사지)를 해준 다음, 자신에게 더 필요한 장기를 집중적으로 해주면 됩니다. 예를 들면, 간이 좋지 않으면 간 마사지를, 신장이 좋지 않으면 신장 마사지를 집중적으로 더 해주는 식입니다.

하지만 절차가 복잡하게 생각이 되거나 시간이 부족한 분들은 어떤 한두 가지 마사지만 집중적으로 실천해도 큰 효과를 볼 수 있습니다.

예를 들면, 준비 마사지의 흔들기만 10분 정도 해준다든가 배꼽 열기만 배가 시원해질 때까지 해준다든가, 아니면 자신이 돌봐주고 싶은 장기, 즉 간이나 신장, 신장 등만 집중적으로 해도 좋습니다. 하지만 기본 마사지는 빼지 않고 하는 것이 효과를 극대화하는 방법입니다.

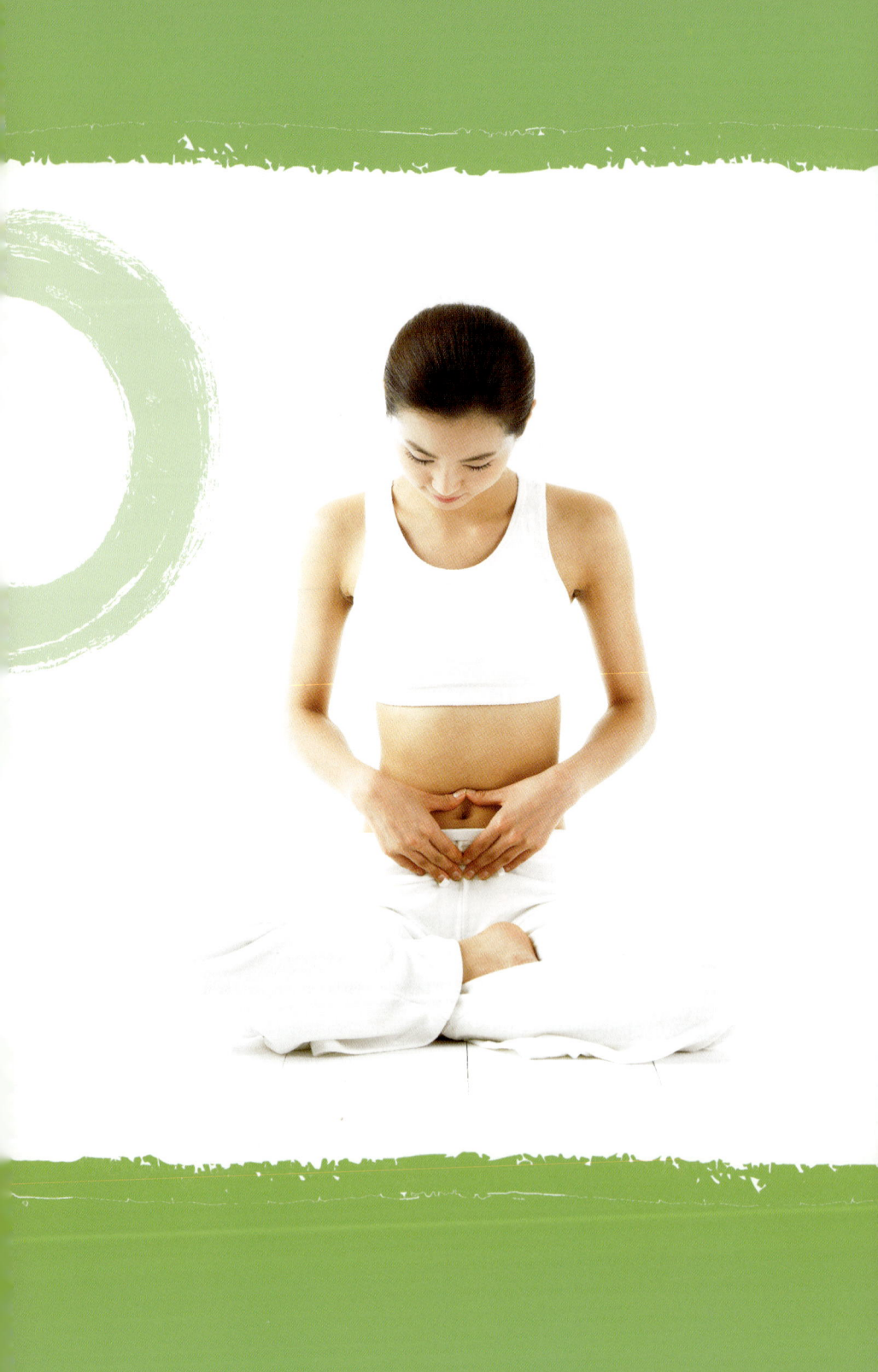

[2부]
혼자서 뱃살 빼는 장기 마사지

　장기마사지는 준비 마사지로 먼저 배를 전체적으로 풀어준 다음 필수적인 절차인 기본 마사지를 실시한다. 그리고 자신에게 문제가 있는 장기 위주로 장기별 마사지인 본 마사지를 실시한 후, 마무리 마사지로 장기를 안정시키고 에너지를 단전으로 모아준다. 마사지 시간은 보통 20분~1시간 정도 할애하면 된다.

　시간이 빠듯하면 기본 마사지까지만 해도 좋고, 기본 마사지로 배를 전체적으로 많이 풀었으면 자기에게 취약한 장기 위주의 본 마사지만을 집중적으로 실시해도 괜찮다. 가급적이면 아침이나 저녁, 혹은 짬나는 대로 매일 장운동과 함께 실시하면 뱃살을 빼거나 병을 예방하고 치유하는 데 더할 나위 없이 좋다. 운동 시간이 충분하지 않다면 1주일에 2~3번 정도도 좋다. 단 몇 회의 마사지로도 배가 편해지고 뱃살이 몰라보게 줄어드는 경우가 흔하며, 만성병의 경우 4개월 이상 꾸준히 실시하면 탁월한 치유효과도 기대할 수 있다.

장기마사지를 하기 전에
알아야 할 것들

장기마사지의 준비물은 따뜻한 손과 마음

　장기마사지는 따뜻한 손과 사랑의 마음만 있으면 언제, 어디서나 손쉽게 할 수 있는 가정 약손 요법이다. 손으로 하기 때문에 부작용이 없고 사랑의 기(氣)가 작용하기 때문에 최소의 시간과 노력으로 가장 큰 효과를 얻을 수 있는 자연 요법의 핵심이다. 하지만 효과를 극대화하고 만에 하나라도 있을 부작용을 피하기 위해 몇 가지 주의 사항을 익히고, 상황에 따라 잘 대처해야 한다.
　장기마사지는 자신의 손으로 직접 장기를 자극한다. 따라서 장기 위치나 기능, 질병에 대한 이해 등 인체에 대한 기본 지식을 익혀야 한다. 장기마사지를 하기 전에는 반드시 손을 씻고, 손톱이 길면 뱃살에 생채기가 나거나 장기를 자극할 수 있으므로 짧게 다듬는 것이 좋다. 아울러 몸을 죄는 옷보다는 느슨하고 편한 차림이 좋다. 방광이나 여러 장기를 주무르기 때문에 마사지를 하는 도중에 요의를 느낄 수 있으므로 미리 화장실에 다녀오는 것이 좋다.

장기마사지를 하기 전후에는 독소가 쉽게 배설되도록 따뜻한 물을 한 컵 마시고, 마사지가 끝나면 잠시 그 자세 그대로 쉬면서 쾌적한 기분을 충분히 즐기는 것이 좋다. 주변을 조용하고 아늑하게 하고, 신선한 공기를 듬뿍 마실 수 있도록 창을 열거나 환기를 시켜주는 것도 좋다. 부드러운 조명을 켜놓는다면 장기마사지의 효과는 더욱 커질 것이다.

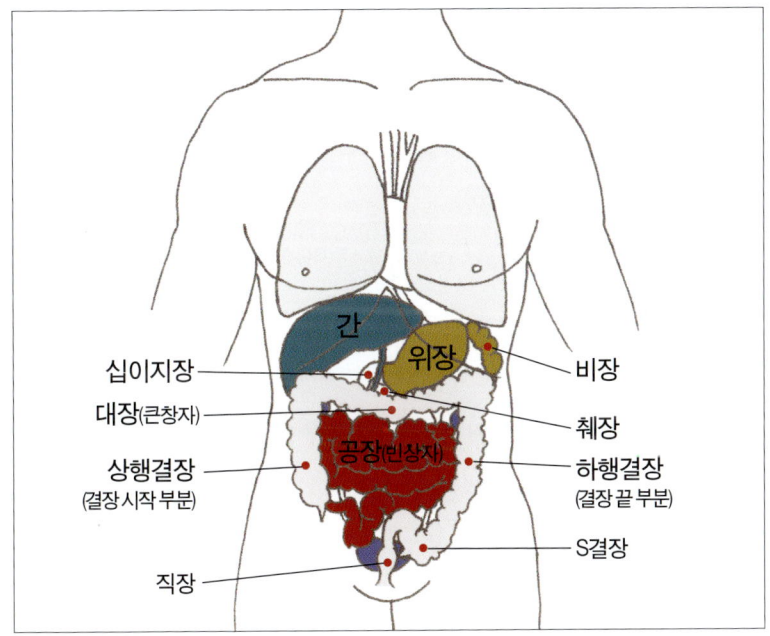

장기 해부도
장기는 마치 하나의 길처럼 이어져 있다. 우리 몸속이 어떻게 이뤄져 있는지 머릿속에 떠올릴 수 있으면 보다 효과적인 장기마사지를 할 수 있다.

명현 반응을 이해하라!

이렇게 몸을 이해하고 장기마사지를 시작했는데 정작 건강을 위해 아무런 시도도 하지 않았을 때보다 더 몸이 나빠지는 것 같은 느낌을 받을 수 있다. 이것은 몸이 건강해지면서 생기는 이상 반응으로 '명현(瞑眩) 반응'이라고 부른다. 장기마사지를 하는 사람은 이 '명현 반응'을 제대로 이해해야 중간에 포기하지 않고 뱃살을 빼고 건강을 되찾을 수 있다.

명현 반응은 산을 오를 때와 내려올 때 비슷한 풍경을 만나는 것과 같은 이치이다. 명현 반응은 내 몸의 자연 치유력, 즉 내면의 의사가 스스로 치유하는 과정에서 일어나는 자연 치유 반응들이다. 하지만 명현 반응은 몸에 열이 나고, 온몸이 욱신거리며 몸살기가 가시지 않고 피로한 느낌이 드는 등 몸이 나빠졌을 때와 증상이 비슷하므로 둘을 잘 구별할 수 있어야 한다.

대표적인 명현 반응은 이렇다.

첫째, 장기마사지를 하는 중이나 직후에 머리가 어지럽거나 속이 메스껍고 가슴이 답답해질 수 있다.

마사지를 하면 장기나 몸에 쌓인 노폐물과 독소 따위가 풀려 배설하게 된다. 이 과정에서 잠시 어지럽거나 메스꺼울 수 있다. 또 막혔던 에너지가 풀리며 가슴 등 막힌 부위가 뚫리는 과정에서 가슴이 답답해질 수 있다. 이런 증상이 심하면 잠시 마사지를 멈추고 누워 편안히 휴식하거나 심호흡을 하면 다시 안정된다.

둘째, 장기마사지를 한 뒤 배에 통증이 있거나 몸살, 구토증이 생길 수 있다.

배의 통증은 딱딱하고 긴장된 배가 풀리는 과정에서 길어야 일주일 정도 지속되므로 크게 염려하지 않아도 된다. 몸살이나 구토 등은 몸이 새로운 변화를 맞이하면서 겪는 일시적인 혼돈 상황으로 보면 된다.

셋째, 배나 얼굴에 피부 발진이 생기거나 일시적으로 설사가 쏟아질 수 있다.

피부 발진이나 설사 따위는 몸속에 쌓여 있는 독소가 배설되는 과정이다. 설사는 일주일 이상 지속되지 않지만, 피부 발진은 독소가 완전히 빠져나갈 때까지 한 달 이상 지속될 수 있다는 사실을 명심해야 한다.

넷째, 몸이 무기력하고 피곤하며, 잠이 수시로 쏟아지는 경우도 있다.

몸은 변화를 겪는 과정에서 잠시 혼란을 겪기도 하고 많은 에너지를 요구하게 된다. 그래서 오히려 피곤하기도 하고 휴식이 필요해 잠도 쏟아지는 것이다.

다섯째, 예전에 아팠던 부위가 다시 아파지기도 한다.

병이 나았다고 하더라도 병기는 여전히 잠복해 있는 경우가 흔하다. 장기마사지를 하면 이런 병기가 뿌리까지 완전히 해소되면서 예전에 아팠던 부위의 통증이 유발될 수 있다.

명현 반응은 몸이 허약하거나 지병이 있는 사람, 배가 약하거나 뱃살이 많은 사람일수록 증상이 심하다. 장기마사지를 가르치다 보면 몸이 좋아지는 자연 치유 반응을 나빠지는 증세로 착각해 낙심하거나 치료를 포기하는 일이 잦아 안타까울 따름이다. 하지만 견딜 수 없을 정도로 명현 반응이 심한데도 억지로 장기마사지를 해나가는 것도 주의해야 한다. 하지만 자신이 견딜 수 있을 만큼 장기마사지를 해나가면 급격한 몸의 변화를 유발하지

앓고도 차츰 호전될 수 있다.

호전 반응은 흔히 변의 양이 많아지며 배가 편해지고 몸이 한결 가볍고 상쾌해진다. 소화가 잘 되는 것은 기본이요, 얼굴색이 밝아지고 피부도 고와지며 온몸에 활력이 생긴다. 여성의 경우 누런 냉이 빠져나가면서 아랫배와 손발이 따뜻해진다. 남성의 경우 성기능이 확연히 개선되는 등 심신의 기운이 온몸으로 통하면서 유쾌한 경험을 다양하게 할 수 있다.

장기마사지를 피해야 하는 경우

장기마사지는 특히 피부와 장기를 직접 만지기 때문에 심각한 질병을 앓는 사람은 주의를 기울여야 한다.

종양, 궤양, 급성 염증, 전염성 피부병이 있는 사람은 환부를 직접 자극하는 것을 피하고, 그 주변부터 조심스럽게 마사지해야 한다. 고혈압, 심장병, 혈전증, 복부 대동맥류(심장에서 배꼽 왼쪽으로 세로로 내려가고 있는 복부 대동맥이 혈전으로 막혀 복부의 맥동이 심하고 '씩씩' 하는 수축기 혈류 잡음이 들림) 등 심각한 질병이 있는 경우, 강한 자극을 피하며 특히 복부 대동맥을 세게 누르지 않는다. 대신 상태에 따라 부드럽게 주무르거나 가볍게 문질러주는 것은 괜찮다.

피임기구 루프나 링을 착용한 여성은 하복부를 깊게 마사지하면 자궁이 손상될 수 있으므로 주의해야 한다. 맥박 조정기, 인조 장기나 구조물을 착용한 사람도 그 부위를 마사지하면 안 된다. 임산부는 임신 초기에는 배를 가볍게 주물러주는 정도로만 마사지하고, 임신 중기에 접어들 무렵부터 시기에 맞는 장기마사지 방법을 참고해 주의를 기울이면 좋다.

장기마사지는
어떻게 이루어지나?

나만의 장기마사지를 계획하라!

   장기마사지는 준비 마사지로 먼저 배를 전체적으로 풀어준 다음 필수적인 절차인 기본 마사지를 실시한다. 그리고 자신에게 문제가 있는 장기 위주로 본 마사지를 실시한 후, 마무리 마사지로 장기를 안정시키고 에너지를 단전으로 모아준다.
   마사지 시간은 보통 20분~1시간 정도 할애하면 된다.
   시간이 빠듯하면 기본 마사지까지만 해도 좋고, 기본 마사지로 배를 전체적으로 많이 풀었으면 자기에게 취약한 장기 위주의 본 마사지만을 집중적으로 실시해도 괜찮다. 가급적이면 아침이나 저녁, 혹은 짬나는 대로 매일 장운동과 함께 실시하면 뱃살을 빼거나 병을 예방하고 치유하는 데 더할 나위 없이 좋다.
   시간이 충분하지 않다면 1주일에 2~3번 정도만 해도 좋다. 단 몇 회의 마사지로도 배가 편해지고 뱃살이 몰라보게 줄어드는 경우가 흔하며, 만성질환을 앓고 있는 사람의 경우 4개월 이상 꾸준히 실시하면 탁월한 치유 효과도 기대할 수 있다.

이제 준비 마사지와 마무리 마사지를 익힌 다음 장기를 하나하나씩 짚어가며 이해하고, 제대로 장기마사지를 하는 방법을 알아보자.

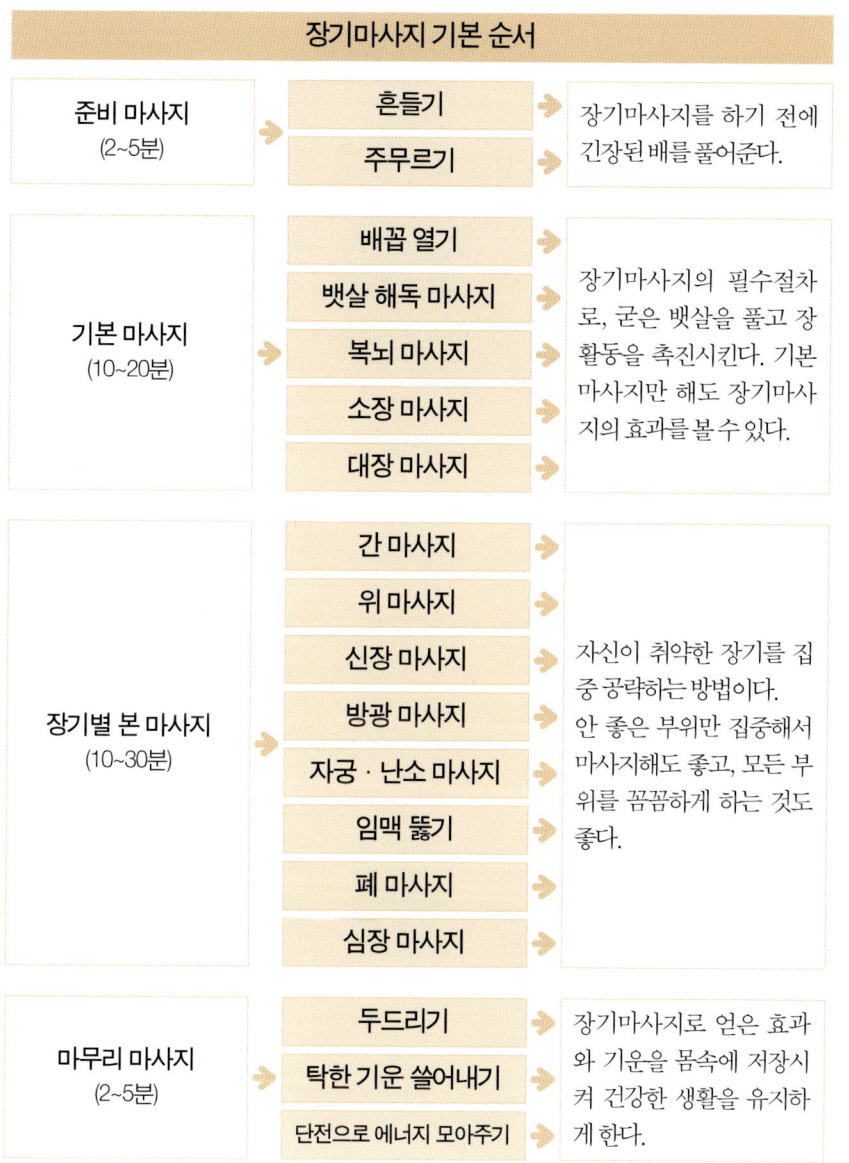

혼자서 뱃살 빼는 장기마사지 PART I

준비 마사지 · 마무리 마사지
| 뱃살 빼는 문을 여닫는다! |

준비 마사지 · 마무리 마사지
뱃살 빼는 문을 여닫는다!

준비 마사지와 마무리 마사지는 장기마사지의 입구와 출구로 비유할 수 있다. 장기마사지의 기운을 열고, 에너지를 마감하는 이 마사지들이 제대로 되어야 장기마사지는 제대로 완성되었다고 할 수 있다.

준비 마사지는 장기별 본 마사지에 들어가기 전에 긴장된 배를 우선 풀어주는 중요한 역할을 한다. 워밍업도 없이 시동을 걸자마자 무턱대고 차를 출발시키면 엔진에 무리가 가듯이, 장기마사지도 처음부터 강하게 하면 배가 잘 열리지 않는다. 따라서 준비 마사지로 각 장기들의 활동을 촉진시키는 것이 중요하다. 준비 마사지에는 흔들기, 주무르기가 있는데 보통 2~5분 정도 해주면 좋다.

마무리 마사지는 마사지를 끝내기 전에 장기를 정돈하고 장기마사지를 통해 얻은 에너지가 함부로 빠져나가지 못하도록 단전에 모아주는 것이다.

단전은 에너지를 저장하는 창고로, 마무리 마사지는 수확물을 창고에 안전하게 보관하는 것과 같다.

  장기마사지의 효과를 높이려면 끝낸 뒤에도 늘 의식이 깨어 있어야 한다. 그러려면 마무리 마사지를 통해 에너지를 갈무리하고 일상생활에서도 에너지가 모여 있는 단전을 항상 건강하게 지키려는 노력을 기울여야 한다. 마무리 마사지에는 두드리기, 탁한 기운 쓸어내기, 단전으로 에너지 모아주기 3동작이 있다. 마무리 마사지도 보통 2~5분 정도 해주면 장기마사지의 효과가 오랫동안 남아 건강한 생활을 북돋아준다.

배의 긴장을 풀어주는 준비 마사지 방법

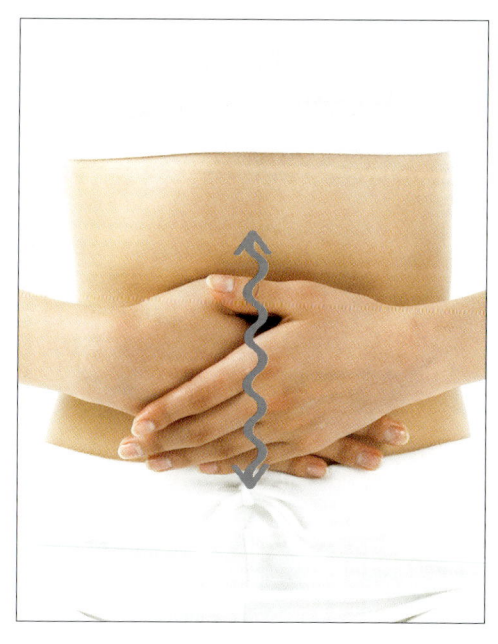

1. 흔들기

반듯하게 눕거나 앉은 자세에서 양손을 겹쳐 배에 얹고 배를 아래위로 가볍게 흔들어준다. 손을 배 여기저기로 옮겨가며 팔에 힘을 빼고 부드럽게 흔들어준다.

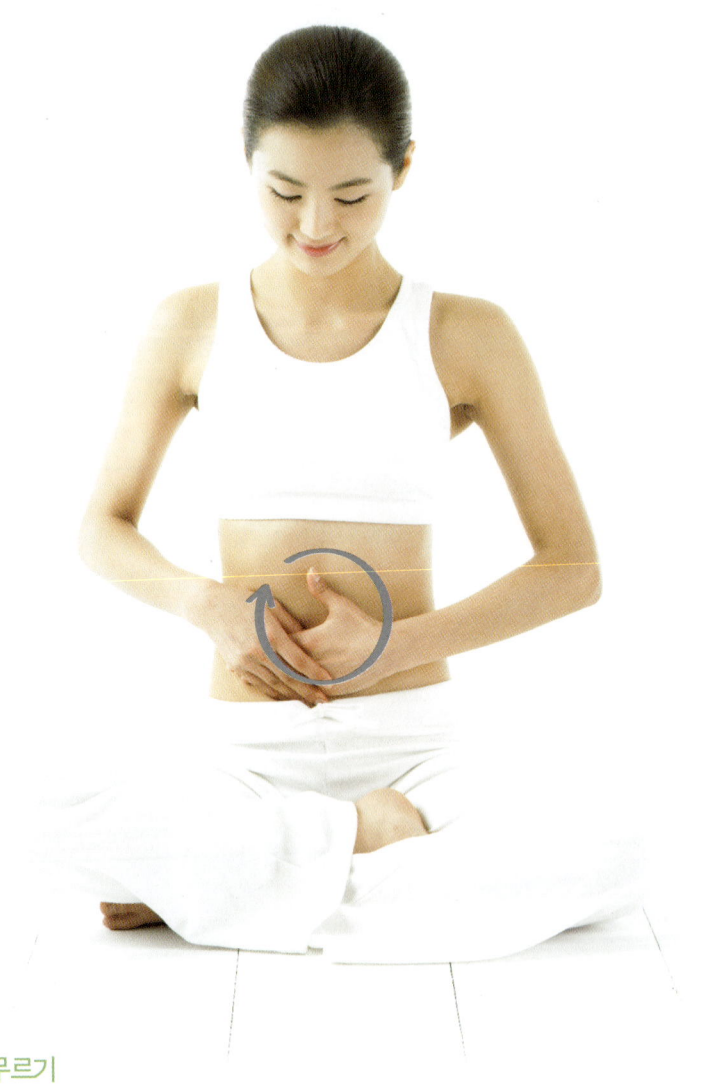

2. 주무르기

양손을 겹쳐 손바닥으로 배를 아래위로 주무르거나 원형으로 돌리며 주무른다. 손을 배의 여기 저기로 옮겨가며 반죽하듯 꾹꾹 주물러준다. 특히 긴장되거나 딱딱하게 굳은 부위를 집중해서 풀어준다.

에너지를 가다듬는 마무리 마사지 방법

1. 두드리기
마사지가 끝나면 항상 배 전체를 가볍게 두드려주며 장기를 안정시킨다.

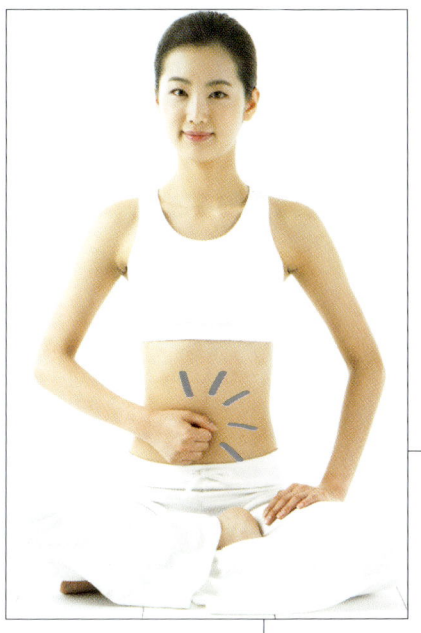

2. 탁한 기운 쓸어내기
양손바닥으로 머리에서 발끝까지 쓸어내리며, 마사지를 통해 분해된 탁한 기운을 다리 쪽으로 여러 차례 뽑아낸다.

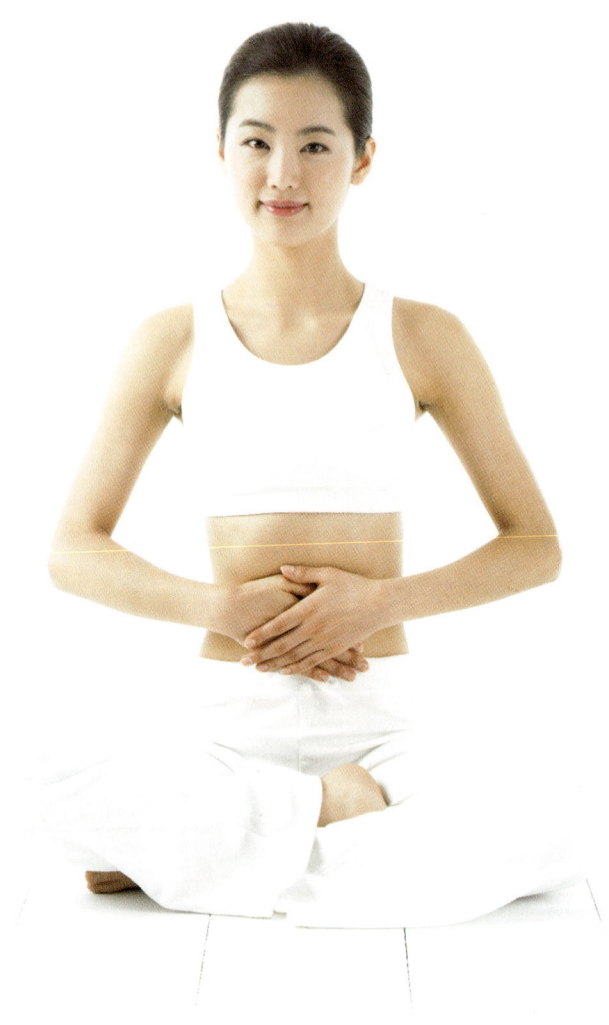

3. 에너지 단전으로 모아주기

나선형으로 배를 몇 차례 가볍게 쓰다듬어주며 에너지를 배꼽 안쪽, 단전으로 모아준다. 그런 다음 양손바닥을 겹쳐 배꼽을 덮고 충만한 에너지를 단전에 모아주는 기분으로 끝낸다.

혼자서 뱃살 빼는 장기마사지 PART II

배꼽열기
| 생명의 원천을 열어라! |

뱃살 해독 마사지
| 몸은 스스로를 청소한다! |

복뇌 마사지
| 뱃속에 잠자는 제2의 뇌를 깨워라! |

소장 마사지
| 식욕 차단 호르몬이 샘솟는다! |

대장 마사지
| 뱃살을 빼려면 대장을 맨 먼저 청소하라! |

배꼽 열기
생명의 원천을 살려라!

요즘 들어 배꼽을 빤히 드러내고 다니는 사람을 많이 본다. 배꼽은 누워서 감자 먹을 때 소금을 놓아두기 위한 자리로 생겨났다는 우스갯소리가 있을 만큼, 그 중요성에 비해 사람들에게 푸대접을 받고 있는 것이 현실이다.

결론부터 말하자면, 배꼽을 드러내놓고 다니는 것은 몸에 해롭다. 게다가 몸에 큰 흉터를 안 만들려고 배꼽을 통해 '복강경 수술'을 하거나, 배꼽을 예쁘게 보이려고 '배꼽 성형 수술'을 하는 일은 매우 위험하다. 특히 요즘 유행처럼 번지는 피어싱, 배꼽티는 건강을 해치고 뱃살을 붙게 하는 심각한 원인이 된다. 배꼽 모양을 인위적으로 변화시키고 배꼽을 차게 하여 배꼽의 기 흐름을 막고 깨뜨리기 때문이다.

요즘 지구촌에는 섹시미를 과시하기 위해 배꼽 노출이 유행하고 있다. 배꼽 노출은 성적 매력을 불러일으킬 수 있을지 몰라도 건강에 치명적이고 오히려 뱃살을 찌우는 원인이 된다. 한여름이라도 배꼽에 바람을 직접 쐬면 장과 자궁이 냉해져 변비, 설사, 냉증, 생리통, 불임을 유발하고 뱃살을 찌운다.

배꼽의 위대한 역사!

배꼽은 새 생명의 잉태, 생명의 원천에서 비롯한다. 정자와 난자가 결합해 최초로 만들어지는 세포가 배꼽 세포이다. 배꼽 세포에서 오행의 기운을 받아 오장이 만들어지고 몸 전체가 갈라져 나온다. 현대의학의 개념으로 표현하자면 배꼽은 최초의 줄기세포라고 말할 수 있다.

예전에는 탯줄을 보관하였다가 구급약으로 사용하곤 했다. 요즘에도 '제대혈 은행'이라는 곳이 있다. 출산 때 탯줄에서 뽑아낸 제대혈을 보관하는 곳인데, 제대혈에는 림프를 만드는 조혈모세포가 성인의 골수에 비해 10배나 많다고 밝혀져 혈액 관련 난치병이 걸릴 경우 치료용으로 사용하기 위해서 많은 사람이 이용하고 있다고 한다.

동양의학에서는 배꼽과 단전에 부모에게서 받고 태어나는 선천적 기운인 원기(元氣)가 듬뿍 저장되어 있다고 본다. 배꼽은 인체의 중심이자 생명의 원천이기 때문이다. 태아는 탯줄을 통해 자궁이라는 우주와 연결되어 호흡하고 산소와 영양분을 공급받으며, 부모의 정신까지 깃든다. 이런 생명의 젖줄 기능은 태어난 뒤에도 계속 이어진다. 특히 유아기에는 한동안 잘리고 남은 탯줄에서 영양분을 계속 섭취하며, 배꼽 호흡을 통해 우주의 기운을 듬뿍 받아들인다. 조선 왕실에서는 왕자가 태어나면 웅혼한 기를 불어넣기 위해 배꼽이 떨어질 때까지 호랑이 뼈 곤 물로 목욕을 시켰다고 하니 대단한 예지가 아닐 수 없다.

 한의학에서는 배꼽이 오장과 통하는 신이 왕래하는 문이라고 하여 '신궐(神闕)'이라 부른다. 그야말로 배꼽은 인체 중심의 에너지 센터라고 할 수 있다. 따라서 이런 배꼽의 기 통로가 잘 열려 있어야 원기 왕성하고 부귀, 장수할 수 있는 밑거름이 된다.

뱃살 빼는 근원도 배꼽에서 비롯한다!

 뱃살을 근본적으로 빼는 데도 배꼽 통로, 즉 배꼽 테두리를 여는 것에서부터 시작한다. 배꼽은 마치 바퀴의 중심처럼 신체 다른 부위의 긴장이나 정신적 스트레스가 모여들어 잘 막히는 부위이다.

 그림처럼 배꼽 테두리 여덟 곳은 각 장기와 밀접한 관련이 있다. 따라서 배꼽 테두리만 제대로 자극해도 각 장기의 기능이 좋아진다. 방법은 간단하다.

 오른손 엄지손가락을 세워 3시 방향인 배꼽 왼쪽 테두리에서 시작하여 시계 반대 방향으로 90°씩 옮겨가며 배꼽 테두리 네 곳을 깊고 천천히 지압한다. 네 곳을 눌러준 후, 4시 반 방향에서 시작하여 90°씩 옮겨가며 네 곳을 눌러준다. ①~⑧은 지압 순서, 옆의 장기 이름은 해당 지압점을 눌렀을 때 영향을 주는 장기를 뜻한다.

 몸의 중심이 막히면 우선 수승화강(水昇火降, '물은 위로, 불은 아래로'라는 말로, 본래 음양오행설에서 나온 용어이다. 곧 우주에서 태양의 따뜻함은 땅으로 내려가고 물은 수증기가 되어 하늘로 올라간다는 뜻이다. 그렇게 되어야 우주가 음양의 조화를 이

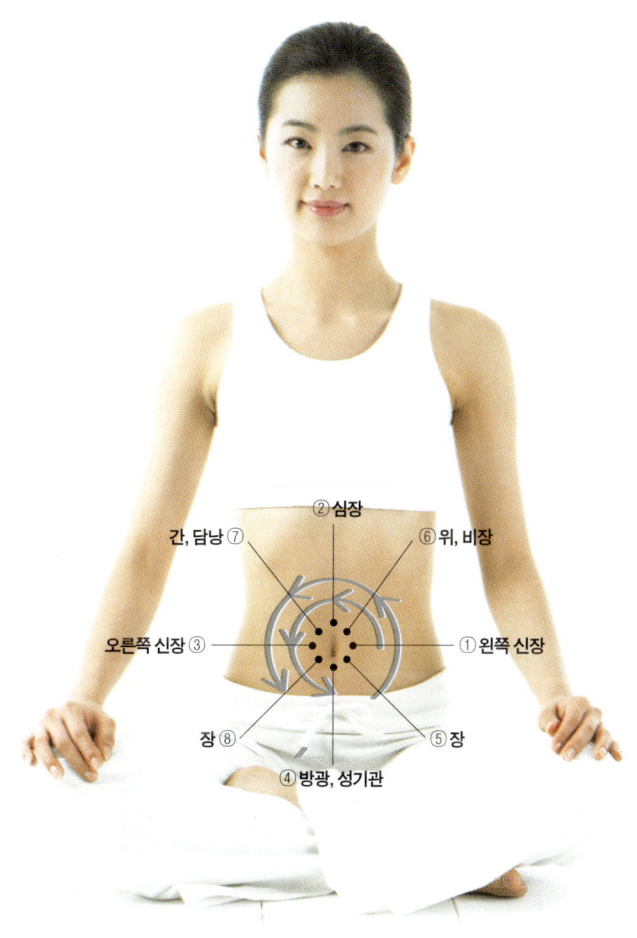

루고 생명체들이 살아갈 수 있다.), 즉 음양의 기운이 잘 돌지 않아 인체 에너지의 조화가 깨진다. 오장육부와 통하고 있는 배꼽이 막히니 각 내장도 숨이 막히고 독소가 많이 쌓일 수밖에 없다. 배꼽 주변이 딱딱하고 냉해져 소화불량, 변비, 냉증, 자궁 물혹, 지방간 등이 생기고, 결국 심각한 내장비만으로까지 이어진다.

　배꼽 테두리를 푸는 지압은 마치 살빠지는 자동문의 초인종을 누르는 것과 같다. 초인종을 누르면 문이 열리듯, 배꼽을 누르면 인체 중심의 기혈 정체나 응어리가 풀리면서 음양 에너지가 골고루 돌고 인체의 자연치유력이 살아나게 된다. 그러면 몸 스스로 넘쳐나는 지방을 태워 없애는 방향으로 움직이게 되는 것이다.

　오장육부의 조절은 배꼽을 다스리는 것부터 시작한다는 사실을 명심해야 한다. 초인종을 눌러 문이 열리게 것인가, 아니면 문을 발로 차서 강제로 열 것인가, 하는 것은 당신의 선택에 달려 있다.

뱃살 다이어트의 핵심, 배꼽 테두리 여덟 곳 지압하기

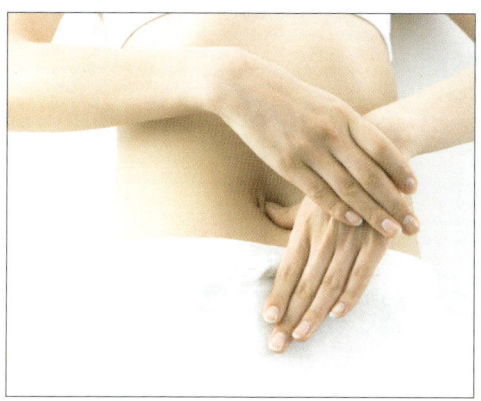

1. 배꼽 테두리 지압하기

엄지나 중지를 세우고 다른 손으로 지압하는 손을 눌러 힘을 보태며 약간 아플 때까지 배꼽 테두리를 천천히 누른다. 배꼽 테두리 여덟 곳을 각각 약 20초간 눌러 멈춘 후, 천천히 뗀다.

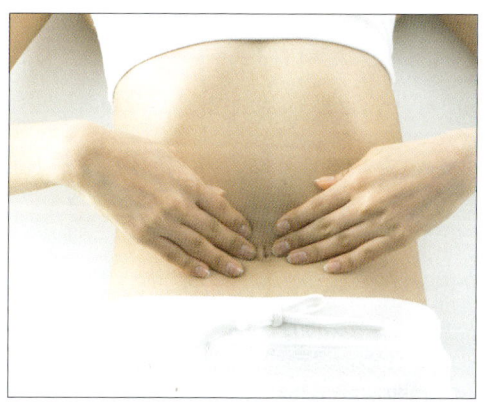

2. 한꺼번에 지압하기

각 테두리를 하나하나 지압하기 힘들거나 귀찮으면 양손의 네 손가락으로 배꼽 테두리를 한꺼번에 지압한다. 약 20초간 지압한 후 천천히 뗄 때 나선형으로 마사지하며 배꼽 테두리를 풀어준다. 뱃속이 시원해질 때까지 몇 차례 반복한다.

▥ 주의사항

고혈압, 심장병, 복부에 대동맥경화가 있는 사람은 배꼽, 특히 대동맥이 지나가는 배꼽 좌측을 세게 누르는 것을 피해야 한다. 자칫하면 복부 대동맥을 막아 갑자기 혈압이 오르거나 대동맥을 손상할 수 있기 때문이다.

인체의 아궁이에 불 지피는 배꼽 데우기와 두드리기

원기의 원천인 배꼽과 배꼽 주변은 집으로 말하면 아궁이와 같다. 배꼽은 원기가 차 있어야 하기 때문에 차가워서는 안 되고 반드시 따뜻해야 한다. 배꼽 주변이 냉하면 원기가 떨어져 소화 기능 및 각 내장 활동이 약화되어 노폐물이 쌓이고 지방도 태울 수 없다. 이를테면 가마솥에 쌀을 넣어도 아궁이에 불을 때지 않으면 종일 기다려도 익지 않고 방이 데워지지 않는 이치와 같다.

《동의보감(東醫寶鑑)》에는 "배꼽을 항상 따뜻이 하는 자는 모든 질병이 자연스레 생기지 않고 혈기가 왕성해진다."라고 했다. 그래서 배꼽에 약물의 김을 쏘이는 훈제법(熏臍法)이나 배꼽을 따뜻하게 데우는 배꼽 뜸법, 접명단(接命丹)을 배꼽에 붙이는 방법 들을 '배꼽 단련법(煉臍法)'이라 이름 짓고 건강과 장수의 비방이라 강조했다. 풀과 나무에 물을 주고 흙을 북돋아주면 잘 자라는 것과 같이 인체의 뿌리인 배꼽을 데우면 원기가 왕성해져 기혈순환 및 오장육부의 신진대사가 촉진된다는 것이다.

우리 조상들은 배앓이 할 때나 급체하면 따뜻한 약손으로 배를 문지르거나 기왓장을 데워 배를 따뜻하게 하는 민간요법을 애용하곤 했다. 심지어 배밀이라고 하여 화롯불에 데워 배를 문지르는 의료 기구를 만들어 사용했다고 한다.

우리 인체는 36.5℃의 적정 온도를 유지해야 건강하다. 열의 70%는 몸의 중심부인 장기에서 만들어지고, 30%는 피부와 말초 조직에서 생산된다. 열 평형을 유지하기 위해 중심부에서 데워진 동맥피는 표피로 이동하고 표피의 차가운 정맥피는 중심부로 이동한다. 인체의 열순환과 열평형을 유지하려면 인체의 엔진이 되는 배꼽과 배가 뜨거워야 한다. 실제로 배꼽 주변을 뜨겁게 하면, 피가 맑아지고 말초 혈관의 혈액순환이 빨라지며 심장 기능이 증진되는 등의 연구 결과가 발표되기도 했다.

배꼽 데우기와 더불어 인체의 뿌리인 배꼽 단전에 힘을 불어넣는 배꼽 단련법도 필요하다. 모든 힘의 근원 또한 배꼽 단전이기 때문이다.

오장육부의 기능을 활성화하는 배꼽 데우기 방법

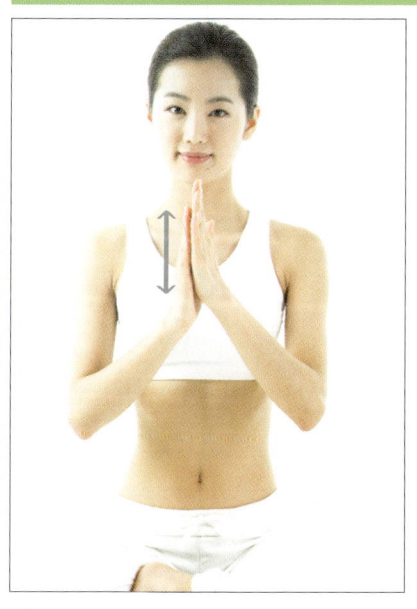 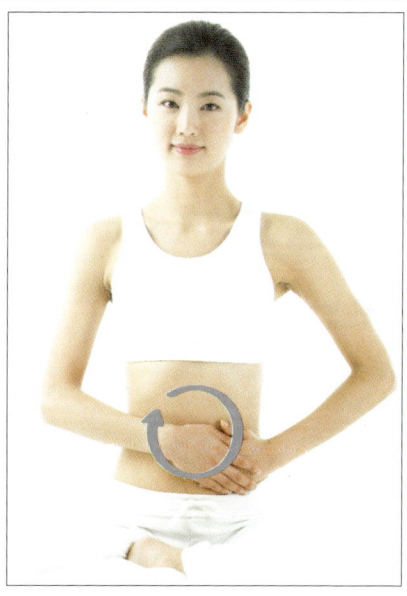

1. 양손바닥 따뜻하게 데우기
약 1~2분 동안 양손바닥을 서로 비벼 따뜻하게 데운다.

2. 배꼽 주변 원형 문지르기
양손바닥을 포개 배꼽 주변을 원을 그리며 약 2~3분 동안 문지른다. 따뜻한 온기가 장 속으로 퍼져나가는 것을 느낀다.

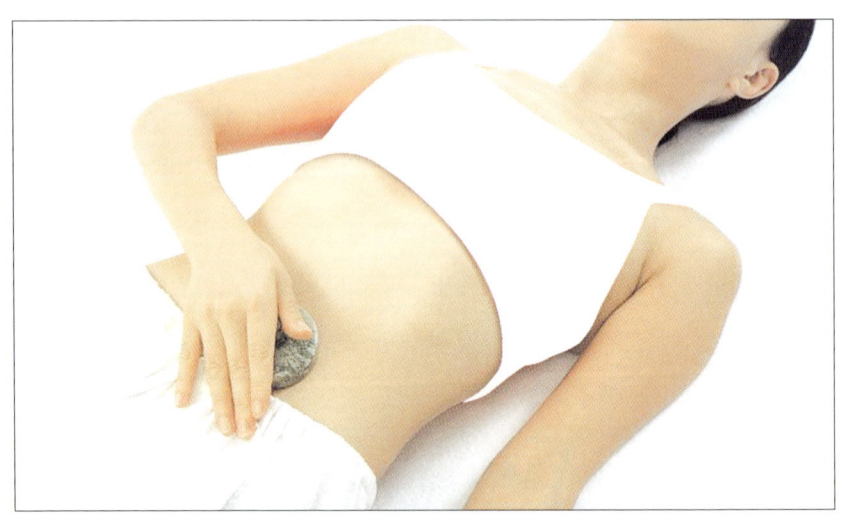

밀이나 뜸돌로 배꼽으로 따뜻한 기운 불어넣기
배밀이나 뜸돌을 뜨거운 물이나 전자렌지에 2분 정도 데운 후, 배꼽에 얹어놓거나 배꼽 주변을 문질러 열기를 배꼽을 통해 장으로 불어넣는다.

배꼽을 건강하게 하는 생활 습관

앞에서 살펴본 '배꼽 열기' 마사지도 좋지만 평소에 배꼽의 기운을 충만하게 할 수 있는 여러 방법이 있다. 우선 배꼽의 기운을 느끼는 배꼽 명상이 있다. 방법은 간단하다. 우선 양손바닥을 포개 배꼽 위에 대고 약 1~3분 동안 배꼽 호흡을 하며 배꼽 안쪽에 집중한다. 호흡을 할 때마다 손과 우주의 기운이 배꼽 안쪽으로 들어가 단전이 따뜻해지는 것을 느낀다. 일체의 외부 의식을 끊고, 오로지 맥박, 온기 등 배꼽 안쪽의 움직임과 손의 촉감에만 집중하면 이윽고 어머니의 자궁 속에 있는 것처럼 고요함과 평온함을 만끽할 수 있을 것이다.

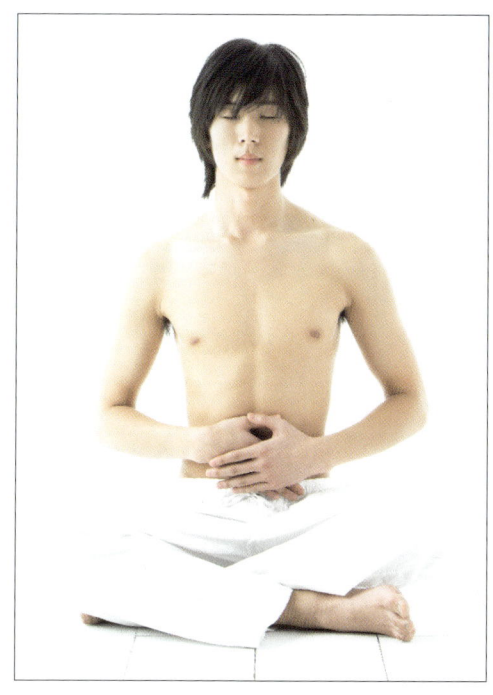

생명의 근원으로 가는 배꼽 명상
배꼽 호흡을 하며 정신을 집중하고, 잠을 잘 때 양손을 배꼽에 얹는 습관으로도 건강을 회복할 수 있다.

잠을 잘 때에도 양손을 포개어 배꼽에 얹고 자면 생활이 달라진다. 잠자는 동안 손의 온기가 배꼽을 통해 오장육부로 가득 찬다고 생각하면 아침에 훨씬 가볍고 활기찬 상태로 일어날 수 있다. 아울러 평소에 주먹을 가볍게 쥐고 배꼽과 배꼽 주변을 약 2~3분 동안 가볍게 두드리며 배에 힘을 약간 주고 배꼽 안쪽으로 기운이 든든하게 모이는 것을 상상하는 것도 좋다. 아랫배에 훈훈하고 든든한 열기가 생기고 방귀와 트림으로 가스가 배출되며 머리도 금세 맑아질 것이다.

뱃살 해독 마사지
몸은 스스로를 청소한다!

윗도리를 걷어 올리고 당신의 뱃살을 내려다보자! 오렌지 껍질처럼 울퉁불퉁하고 불도그처럼 축 늘어져 한 움큼 잡히는 뱃살은 보기만 해도 한숨이 나고 민망하다. 앞서 말했듯 꼬집으면 손에 잡히는 뱃살은 피하지방이다. 그렇다면 이런 피하지방은 왜 생기는 것일까?

인체는 신진대사 과정에서 반드시 독소를 만들어낸다. 독소는 활성산소, 이산화탄소, 암모니아 같은 기체 독소, 요소, 요산, 기름기, 병적인 체액 같은 액체 독소, 대변 같은 고체 독소 등 다양한 형태를 지닌다. 이렇게 인체에 치명적인 독소는 당연히 소화기관이 음식물을 소화·흡수·배설하는 과정에서 주로 생긴다. 하지만 인체에는 자동 해독 기관이 있어 이러한 독소를 스스로 깨끗이 청소한다.

대표적인 6대 해독 기관은 장, 신장, 간, 폐, 림프, 피부다. 폐는 이산화탄소 등 주로 기체 독소를 내뱉고, 신장과 방광은 소변 형태로 요산과 요소 등 액체 독소를 내보내고, 대장은 고체 독소 형태인 대변을 배설한다. 간은 혈액 중의 유해 물질을 분해하여 해독하고, 림프 기관도 림프로 흘러들어온 이물질을 걸러주는 역할을 한다. 인체의 보호막인 피부도 호흡 기능과 함께 거대한 독소 배출기 역할을 담당하고 있다. 땀, 체취, 여드름, 발진, 부스럼 따위가 피부로 배출되는 독소이다.

하지만 독소는 장기가 스트레스를 너무 많이 받아 미처 처리하지 못하면 피부나 근육에 쌓이기 시작한다. 이는 곧 인체 중심의 기혈과 림프 순환을 막아 지방이 지나치게 쌓이게 하는 원인이 된다. 특히 몸의 특정 부위에 과다한 지방이 독소와 함께 뒤범벅돼 피하에서 몽글몽글한 응어리로 만져지거나 피부 표면이 울퉁불퉁하게 된 것을 셀룰라이트라고 부른다. 제왕절개나 자궁 수술 등으로 아랫배를 절개한 여성의 경우 이러한 순환이 방해를 받아 아랫배에 과다하게 지방이 끼기도 한다.

뱃살 해독 마사지는 복부 피부에 쌓인 독소를 분해해 인체 중심의 순환을 터주는 탁월한 기법이다. 복부 피부를 섬세하게 자극하면 피하지방을 직접 분해시켜 흩어버리는 효과도 볼 수 있다. 이렇게 복부 피부가 열리기 시작하면 장기 깊이 억압된 독소도 풀려 각 장기의 해독 기능이 더욱 왕성해지고, 불필요한 지방 역시 빠르게 분해된다.

이 뱃살 해독 마사지는 배의 대부분을 차지하는 소장과 대장에 많은 영향을 미친다. 따라서 뱃살 해독 마사지를 꼼꼼하게 하면 다음에 배울 소장과 대장 마사지를 따로 하지 않아도 된다.

복부 피하지방을 녹이는 뱃살 해독 마사지

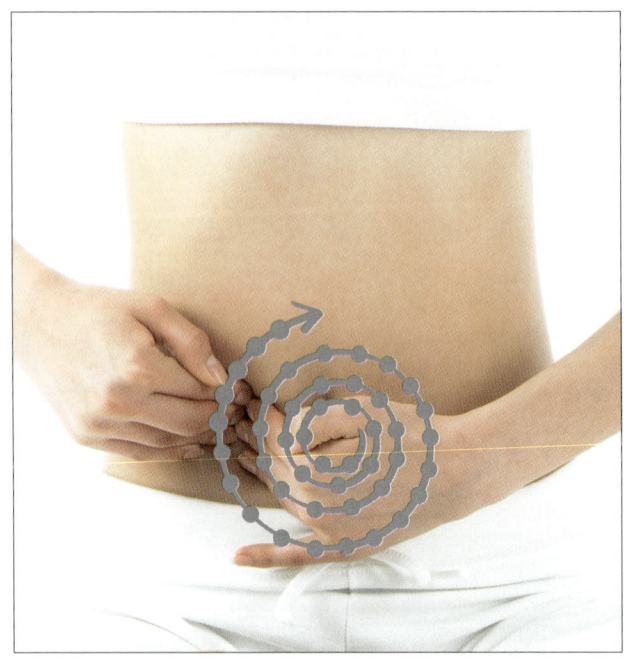

1. 손가락 끝으로 원형 마사지

우선 배를 주의 깊게 관찰하고 손바닥으로 배꼽에서부터 배 바깥으로 쓸어가며 배의 상태를 느껴본다. 색깔이 어둡고 차가운 부위, 긴장되고 딱딱한 부위, 통증이 심한 곳, 응어리는 특히 주의를 기울여 마사지해야 할 부위이다. 배의 관찰이 끝났다면 양손의 손가락 끝을 모아 배꼽 주위부터 작고 좁은 원을 그리면서 마사지한다. 이렇게 시계 방향으로 원을 그리면서 바깥쪽으로 촘촘하게 마사지해 나가면서, 아프거나 긴장된 부위, 지방이 뭉쳐진 셀룰라이트 같은 부위가 만져지면 잠시 움직임을 멈추고 그 부위를 조금 더 누르며 상하나 좌우로 세밀하게 흔들거나 원형마사지 기법으로 부드럽게 풀어준다.

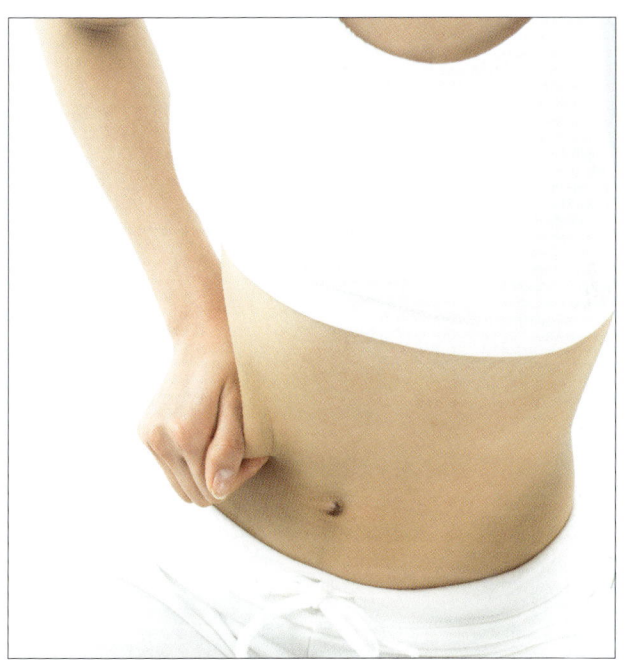

2. 뱃살 꼬집어 비틀기

손가락이나 손바닥으로 늘어진 뱃살이나 옆구리 살을 잡고 짜듯이 비틀어준다. 이 방법은 단단하게 굳은 피하지방을 분해시키고 배의 탄력을 회복하는 데 아주 효과적이다. 사우나 할 때나 40℃ 정도의 온수에서 하반신욕을 하면서 하면 더욱 좋다.

▥ 주의사항

한꺼번에 너무 많이 풀면 피부발진이나 통증, 구역질, 몸살 등 명현 현상이 심하게 나타날 수 있다. 따라서 안전밸브를 열 듯 매번 마사지할 때마다 자신이 감당할 수 있을 만큼만 부드럽게 풀어 나간다.

복뇌 마사지
뱃속에 잠자는 제2의 뇌를 깨워라!

배에도 뇌가 있으며 장기도 생각을 한다! 언뜻 들으면 황당한 이야기 같지만 사실 누구나 알고 있는 상식이다. '사촌이 땅을 사면 배가 아프다', '속 썩는다', '환장(換腸)한다', '비위가 상한다', '간담이 서늘하다' 하는 말이 모두 장기가 감정 혹은 의식과 연관되어 있다는 사실을 보여준다.

하지만 우리는 뱃속이 보이지 않고, 인내심이 강한 존재로 여겨 함부로 대한 것이 사실이다.

장기마사지는 우리가 소홀히 다루었던 장기의 새로운 의미를 되찾아가는 일이라고 해도 과언이 아니다.

채 백 년도 되지 않는 짧은 시간 동안 서양의학에 길들여진 우리에게 낯설어 보여도, 동양의학에서는 수천 년 전부터 감정과 정신을 오장육부와 연결시키는 사고 체계를 가지고 있었고, 오장육부를 생명 기능의 측면에서 두뇌보다 더 근본적이고 중요한 기관으로 보았다.

이러한 사실을 과학적으로 밝혀낸 사람들은 서구의 과학자들이다.

현대의 서구 과학자들은 장기에도 두뇌 속에 있는 것과 동일한 분자로 이루어진 신경세포나 신경전달물질이 복잡한 구조를 이루고 있다는 사실을 발견하고는 이를 '제2의 뇌'라고 부르기에 이르렀다. 해부학 및 세포생물학 전공인 콜롬비아 대학의 마이클 거슨(Michael D. Gershon) 교수는 30년 연구 결실로 《제2의 뇌(The Second Brain)》(2002년)라는 책을 출간해 큰 반향을 불러일으킨 바 있다. 그의 핵심적인 주장은 다음 글에서 잘 나타난다.

"우리 몸은 두뇌와 복뇌가 함께 작동해야 한다. 그렇지 않으면 뱃속에는 대혼란이, 머릿속에는 대참사가 발생한다."

이 이야기는 배를 소홀하게 대했던 우리를 돌아보게 한다.

거슨 교수도 밝혔듯이 두뇌와 장기는 '미주신경'을 통해 긴밀하게 연결되어 상호작용한다. 미주신경은 부교감신경 기능을 담당하는 자율신경의 하나로, 좌우 뇌에서 나와 목을 따라 내려가며, 흉곽을 가로질러 복부의 명치 부근으로 들어가 복부대동맥 주변에 복강신경총을 형성하여 위, 췌장, 장, 간, 비장, 신장 등 각 장기로 분포된다. 한편 교감신경 기능을 담당하는 자율신경(대뇌신경은 후천적으로 발달하는 영역으로서 대뇌의 표층 활동인 사고, 학습, 기억, 창조 기능을 담당하는 반면에, 자율신경은 내장의 움직임, 소화 · 흡수 · 배설, 자생력, 무의식 등의 생래적인 생명 기능을 떠맡고 있다. 자율신경은 교감신경과 부교감신경으로 구성되어 서로 견제, 조율하는 기능을 수행한다.)은 척수에서 갈라져 나와 역시 복부대동맥 주변에 복강신경총, 상장간막신경총, 하장간막신경총 등을 형성하여 복부의 각 장기로 흘러들어 간다.

결국 명치, 혹은 좀더 광범위하게 말하면 명치와 배꼽 사이의 대동맥 근처에 자율신경 다발들이 밀집해 있다. 일찍이 요가에서는 이곳을 '태양신경총', 도가에서는 '복뇌(腹腦)'라고 불렀으니, 선인들의 혜안에 감탄사가 저절로 나올 뿐이다. 아무튼 지금부터 복뇌라고 말하면 좁은 의미로 '배꼽과 명치 사이'를 뜻하며, 넓은 의미로는 소장, 더욱 넓은 의미로는 배와 장기 전체를 뜻하는 것으로 알면 된다.

　미주신경을 통해 두뇌와 연결된 배의 복뇌를 직접 자극하면 행복호르몬인 엔도르핀을 비롯하여 뇌내호르몬이 샘솟게 되리라는 것은 자명하다. 또한 자율신경이 자극되면 장기, 특히 소화기관이 제 기능을 발휘하여 넘치는 지방덩어리를 태워 없애게 된다. 자율신경계의 기능 장애에 의하여 장기의 물질대사가 교란되어 체내에 찌꺼기나 독소가 쌓이기 때문이다.

　우리 몸에서 배꼽 다음으로 중요한 부위는 자율신경이 밀집된 복뇌이다. 배꼽과 복뇌만 효과적으로 자극하더라도 우리 몸은 조율되어 스스로 균형을 잡으려는 노력을 드높일 것이다.

'제2의 뇌'를 깨우는 복뇌 마사지 방법

1. 손가락 끝으로 복뇌 원형 마사지

배꼽 위에서 명치까지 두 손의 손가락 끝으로 원형 마사지를 하며 풀어준다. 손가락 끝에 집중하며 기를 모으고 긴장하거나 경직된 부위가 말랑말랑해질 때까지 풀어준다.

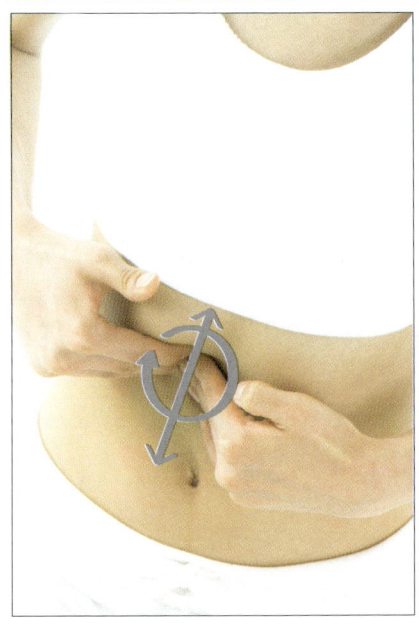

2. 복뇌 지압 반복하기

복뇌를 따라 눌렀다가 떼어주기를 반복하면 혈 자리가 열려 잘 풀린다. 양 손끝을 모아 숨을 내쉴 때 5초 정도 지압하고 들이쉴 때 천천히 떼기를 여러 차례 반복한다.

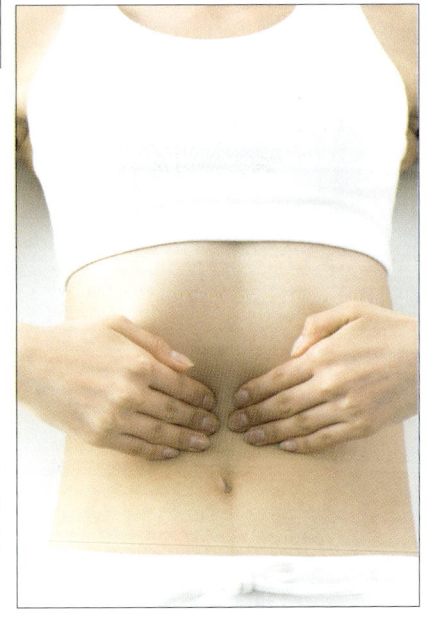

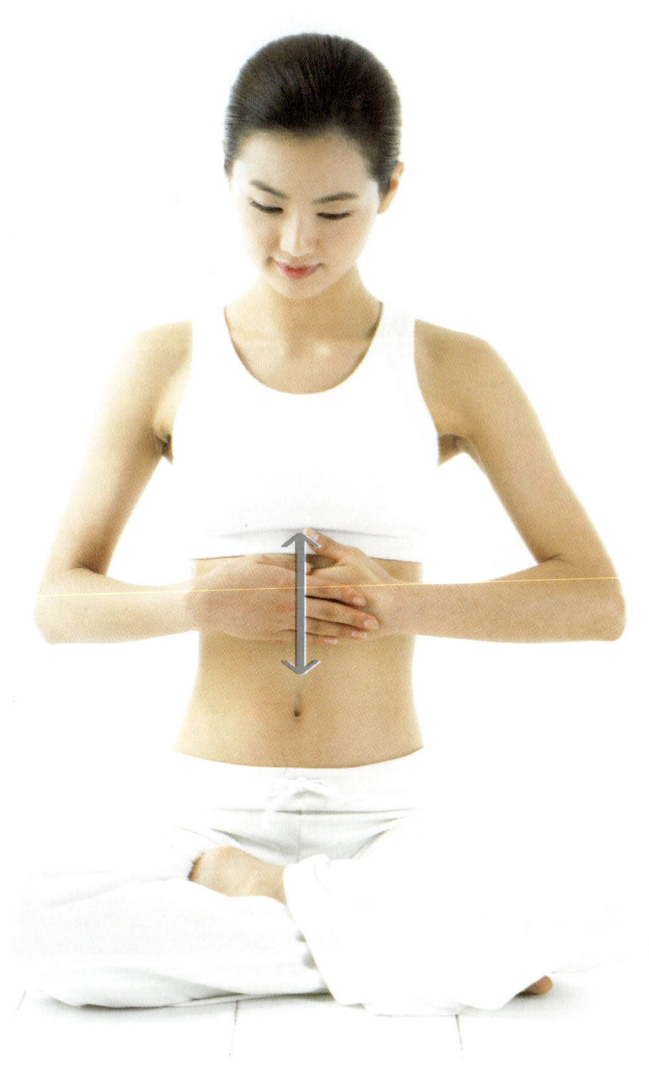

3. 복뇌 상하 문지르기
양손바닥을 마주 비벼 따뜻하게 한 후 복뇌를 상하로 강하게 문질러준다. 복뇌 문지르기는 소화가 잘 안돼 속이 거북할 때 특히 좋다.

소장 마사지
식욕 차단 호르몬이 샘솟는다!

다이어트의 실패 요인 중 하나는 식욕을 조절하지 못하는 데 있다. 걸신이 들린 듯 자신도 모르게 먹을 것에 자꾸 손이 가고 아무리 먹어도 배부른 줄 모른다. 뱃살 때문에 장기마사지를 시작한 어떤 사람은 식사할 때 시간이 모자라 음식을 더 못 먹었지 배가 불러 더 먹지 못한 경우는 거의 없다고 푸념한 적이 있다.

살찐 사람은 왜 그토록 식욕을 억제하기 어려울까? 스트레스나 공허감 등 정신적 요인도 있겠지만, 근본적으로 식욕을 조절하는 인체 기능이 마비되었기 때문이다.

최근 비만 환자도 식욕 차단 호르몬을 보충하면 식사량을 줄일 수 있다는 연구 결과가 나와 주목을 끌고 있다. 미국의 의학 전문지 <뉴잉글랜드 저널 오브 메디신> 최신호에 따르면 영국 런던 임피리얼 대학 스티븐 블름 박사가 뚱뚱한 사람 12명과 날씬한 사람 12명을 대상으로 실험한 결과, 뚱뚱한 사람의 경우 식욕차단 호르몬인 PYY3 - 36이 30% 정도 적었으며 이 호르몬을 보충하자 식사량이 30% 줄어들었다고 밝혔다.

   PYY3 - 36은 장에서 분비되는 호르몬으로 음식이 가득 차면 식욕을 억제하도록 뇌에 지시하는 기능을 한다. 앞에서 소개한 CCK호르몬 역시 십이지장점막에서 분비되는 호르몬으로, 정신적 안정감을 줄 뿐만 아니라 식후 약 20분이 지나면 분비되어 미주신경을 통해 뇌에 포만감 신호를 보낸다. 이러한 인체의 원리를 알면 왜 억지로 참는데도 식욕 조절이 잘 안 되는지를 이해할 수 있다. 따라서 굳었거나 약해진 장의 기능을 먼저 살리지 않고 다이어트를 한다는 것은 돈키호테처럼 무모한 일이 되기 십상이다.

   물론 많이 먹어도 기아감이 생기는 이유는 또 있다.

   소장의 영양 흡수율이 떨어지면 많이 먹어도 제대로 흡수가 되지 않아 인체는 영양 부족을 느끼게 된다는 것이다. 입에서 항문으로 이어지는 소화관 융모 조직은 길이가 10m로 펼치면 표면적이 테니스코트(피부의 200배) 만큼이나 넓다. 이는 음식물에서 영양을 효율적으로 흡수하기 위한 인체의 오묘한 지혜이다. 하지만 장이 굳으면 영양 흡수를 담당하는, 털처럼 미세한 융모가 모두 장벽에 눌러 붙는다. 그러면 아무리 영양가 있는 음식을 먹어도 제대로 흡수가 되지 않아 인체는 자꾸 허기를 느끼게 된다.

   그렇다면 내장 사이의 장간막이나 내장 속에 낀 노란 지방, 장에 가득 찬 가스 따위를 직접 없앨 수 있는 방법은 없을까? 별주부전의 토끼처럼 장을 하나씩 들어내 잘 씻어서 다시 집어넣을 수도 없는 노릇이고, 지방흡입술로도 내장 지방은 쉽게 처리하지 못한다.

하지만 배 밖에서 내장을 하나씩 만지면서 없앨 수 있는 방법이 있으니, 바로 장기마사지이다. 장을 깊이 마사지하면 장 안에 낀 지방덩어리나 노폐물이 말끔히 빠져나갈 뿐만 아니라 장 밖의 지방까지 직접 분해하는 효과도 얻을 수 있다. 장의 모공이 살아나면 장 밖의 노폐물이나 분해된 지방도 빨아들여 배설해버린다. 장기마사지를 열심히 실천하면 대변에 반질반질한 기름기가 돌거나 누런 기름덩어리가 빠져나오는 것도 바로 이런 이유 때문이다.

장의 가스도 마찬가지이다. 장에서 발생하는 가스는 엄청난 압력을 발생시켜 복부 팽만감을 유발한다. 장기마사지를 하면 가스가 쭉 빠져나가 팽팽했던 배가 부드러워지고 단번에 허리둘레가 1인치나 줄어들기도 한다.

소장은 배 중앙, 배꼽 주변에 15~16개의 U자형 고리 모양으로 차곡차곡 쌓여 있다. 배꼽에 손바닥을 올려놓을 때 아주 부드러우면서도 탄력 있게 느껴지면 건강한 소장이다. 배가 아래로 처지거나 아랫배가 유난히 빵빵하면 소장이 아래로 처져 있을 가능성이 크다.

다시 한번 강조하지만 장기마사지는 단순히 배 근육을 풀어주는 것에서 그치지 않고, 몸속의 장기를 직접 만져서 내장의 움직임을 활발하게 해 저절로 뱃살이 빠지게 해주는 요법임을 명심하자.

식욕차단 호르몬이 샘솟는 소장 마사지 방법

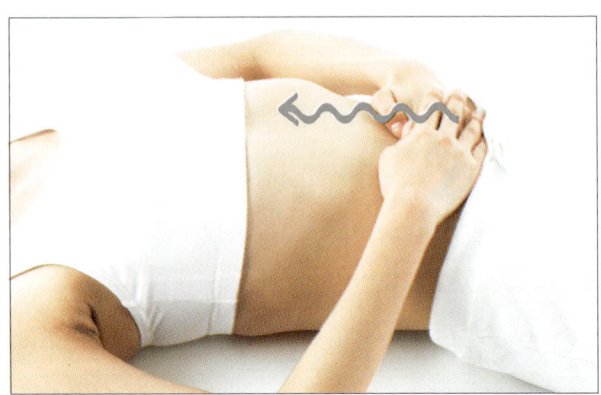

1. 상하로 주무르기

소장마사지는 모두 할 필요는 없고 한두 가지 꾸준히 실천하면 된다. 소장 마사지는 준비 마사지와 동일하다. 우선 양손바닥을 소장 위에 얹고 밀가루 반죽을 하듯이 배를 아래위로 굴린다. 팔에 힘을 빼고 부드럽게 마사지한다.

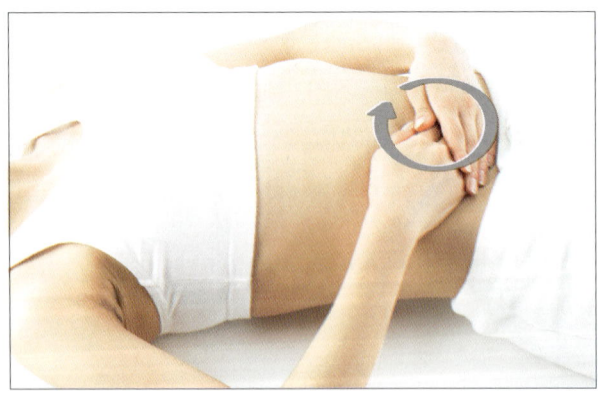

2. 원형으로 주무르기

이제 손바닥을 원형으로 입체적으로 굴리며 소장 전체를 움직여준다. 소장의 긴장과 경직이 풀릴 때까지 약 5분 정도 마사지한다.

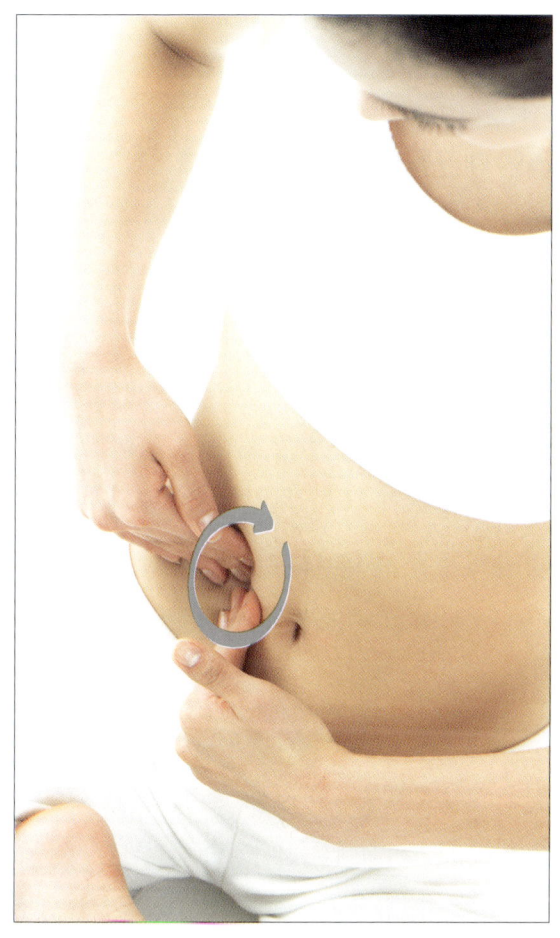

3. 손끝 원형 마사지로 장벽풀기

앞의 뱃살 해독 마사지처럼 양 손끝을 모아 장 깊숙이 찔러 넣어 장의 주름을 느껴가며 원형 마사지한다. 굳어 있거나 뭉쳐 있다고 느껴지는 부위에서는 상하 좌우로 흔들며 세밀하게 풀어준다. 장 내벽의 점막은 유독물질, 산 등 불필요한 물질을 몸 밖으로 내보내는 일을 한다. 하지만 점막의 건강이 나빠지면 해로운 물질들이 장벽에 엉겨 붙어 독소와 피로물질을 만들어내는 온상이 된다. 따라서 장벽을 꼼꼼하게 자극해 쌓인 노폐물과 노후한 장의 점막세포를 떨어낼 필요가 있다.

대장 마사지
뱃살을 빼려면 대장을 맨 먼저 청소해라!

인류 역사상 가장 오래 산 인물은 누구일까? 역사 기록에 따르면 서기 1483년에서 1635년까지 무려 152세를 산 영국의 '토머스 파'라는 사람이다. 파가 죽자 찰스 왕은 그의 장수 비결을 밝히기 위해 유명한 외과의사 하베이(혈액순환 발견자)에게 사체 해부를 명했다. 하베이의 보고에 의하면 파 노인의 내장 기관은 모두 완벽한 상태였고, 특히 대장은 정상적인 위치에 깔끔하게 놓여 있었으며 모든 점에서 청년의 소화기관과 비교해도 손색이 없었다고 한다.

선진국일수록 화장실이 깨끗하듯이 날씬하고 건강한 사람일수록 대장이 청정하고 텅 비어 있다. 건강한 장은 부드럽고 점막의 주름도 균질해 대장 내시경 검사 때 공기를 불어넣으면 부풀어오른다고 한다. 그런데 현대인들은 장이 딱딱하고 수축되어 있어서 내시경 검사할 때 내시경이 잘 들어가지 않아 무척 고통스러워 한다는 것이다.

현대인들의 장이 변비나 유독가스 등으로 혹사당하고 있는 증거는 또 있다. 대장의 혹인 대장 용종이나 점막층의 일부가 약해진 근육층으로 삐져나와 주머니처럼 부풀어 오르는 '대장 게실' 따위도 흔히 발견되고 있다. 용종은 대장암으로 발전하기 쉽고, 게실은 그 속에 잡균이나 노폐물이 오랫동안 쌓일 수 있기 때문에 위험하기 그지없다.

먹은 음식은 반드시 24시간 이내에 그 찌꺼기를 배설해야 뒤탈이 생기지 않는다. 아이들이나 문명의 혜택이 덜한 오지의 주민, 장수하는 동물들은 한결같이 식후마다 단시간 내에 배설한다. 대변이 하루 이상 지나면 장 속에서 암모니아, 스카톨, 유화수소 같은 유독가스를 발생시킨다. 더구나 그 찌꺼기들은 유해세균들의 먹이가 되어 장내 독성화를 더욱 부채질하고, 급기야 각종 질병의 온상이 된다.

장의 독성물질이 자궁이나 신장, 간 등 주변 조직을 오염시키거나 혈류를 통해 몸의 다른 세포조직을 파괴함으로써 일으키는 병을 '자가 중독 질환'이라고 한다. 두통, 어지럼증, 근육통, 관절염, 알레르기, 간장병, 심혈관 질환, 고혈압, 당뇨, 피부질환, 뇌졸중, 암 등 거의 모든 질병이 장의 자가 중독과 연관되어 있다.

인체와 건강에 대한 연구 과정에서 많은 환자를 관찰해보니 대부분의 질병이 위와 장의 문제에서 시작됨을 알 수 있었다. 현재 어떤 병으로 고통받고 있다 하더라도 갑자기 사고를 당하지 않은 한 반드시 그 전에 위와 장의 심각한 문제를 가지고 있었거나 현재도 함께 가지고 있는 경우가 대부분이었다. 장의 위생에 관한 연구로 유명한 존 하베이 케록 박사도 "장을 정화하고 활성화시킨 덕분에 수술하지 않아도 된 사례는 수없이 많으며, 선진병의 90%는 위와 장의 기능 부전 때문에 생긴다."라고 하였다.

　장의 독성은 비만의 근본적인 원인이기도 하다. 장의 독성이 영양소의 섭취와 배설의 균형을 교란시키기도 하지만, 내장의 피가 영양소와 더불어 독소도 흡수하여 피하조직이나 장기(특히 해독기관인 간), 장간막 곳곳에 쌓아두어 지방조직과 엉키게 만든다. 이제 과다하게 쌓인 내장 지방은 장을 압박하여 장의 움직임을 둔화시키는 악순환을 반복하게 된다.

　대장에 팽만한 가스는 복통을 유발하고 아랫배나 허리의 아름다움을 방해한다. 대장의 간 만곡부나 비장 만곡부에 가스가 차면 갈비뼈를 들어 올려 몸의 균형을 깨뜨리고 갈비뼈가 부착된 척추까지 변형시킬 수 있다.

　대장 마사지는 대장의 각 구석과 주름을 세심히 자극하고, 마사지하여 숙변의 배출을 유도하고 장의 운동 기능을 정상화시킨다. 장기마사지 후 배변이 용이해지고 변량이 많아지는 것이 일반적인 현상이다. 때로는 장기마사지 후 하루에도 몇 번씩 화장실로 달려가며 어디에서 그렇게 많은 변이 쏟아져 나오는지 의아스럽게 생각하는 사람도 있을 정도이다. 이렇게 정체된 숙변이 빠지면 허리가 쑥 들어가 보이고 단번에 1~2kg이 줄어들기도 한다.

　대변을 시원하게 보고 대변양이 많으면서 냄새가 없다면 자신이 건강하다고 생각해도 무방할 것이다.

숙변을 청소하는 대장 마사지 방법

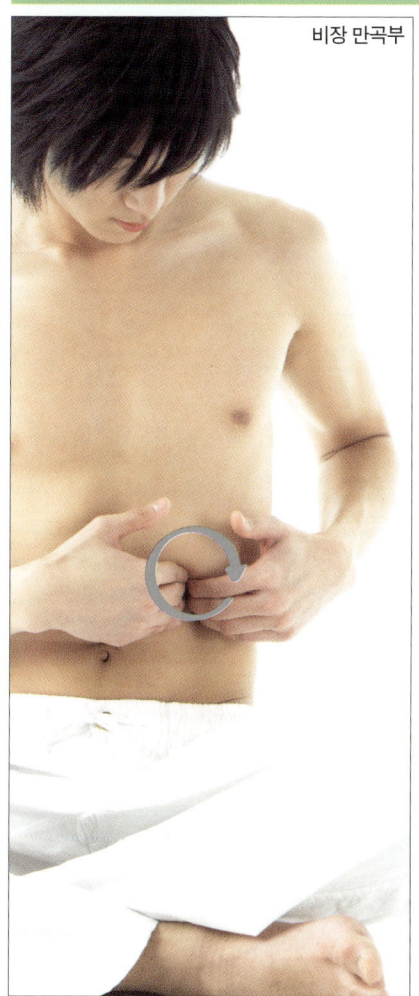
비장 만곡부

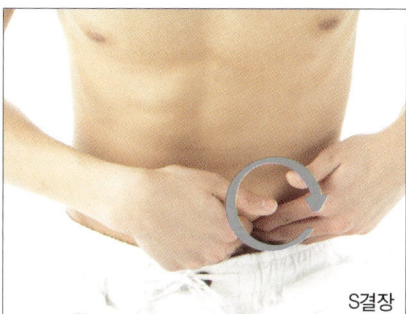
S결장

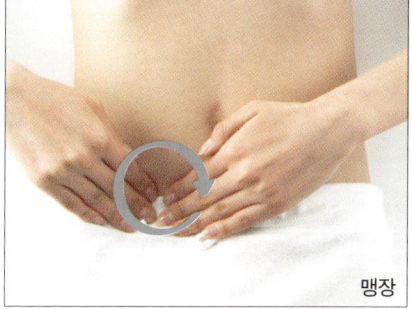
맹장

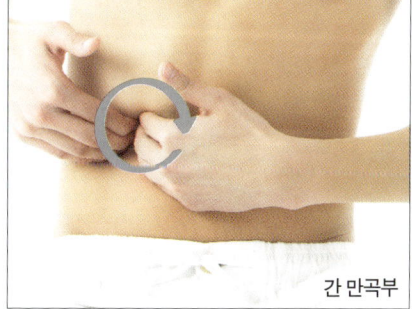
간 만곡부

1. 대장의 4구석 풀기

대장이 굽어지는 부위인 S결장, 맹장, 간 만곡부, 비장 만곡부가 잘 막힌다. 먼저 이곳에 양 손 끝을 얹고 원형으로 마사지하며 꼼꼼하게 풀어준다.

2. 대장의 연동운동 일깨우기

양 손끝을 겹쳐 배꼽과 장골(골반 앞 부위) 중간 부위의 맹장부터 시작해 대장의 흐름을 따라 원형으로 마사지해 나가며 장의 연동운동을 일깨운다. 유난히 아프거나 뭉친 느낌이 드는 부위는 멈추어 더욱 정성들여 마사지한다.

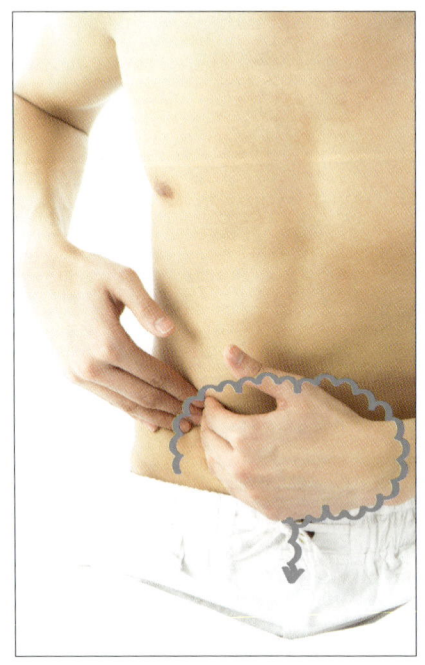

3. 대장 따라 두드리기

손바닥이나 주먹으로 대장을 따라가며 가볍게 두드린다. 장벽을 자극해 숙변·노폐물이 떨어져나가고 장의 운동 기능이 촉진될 것이다.

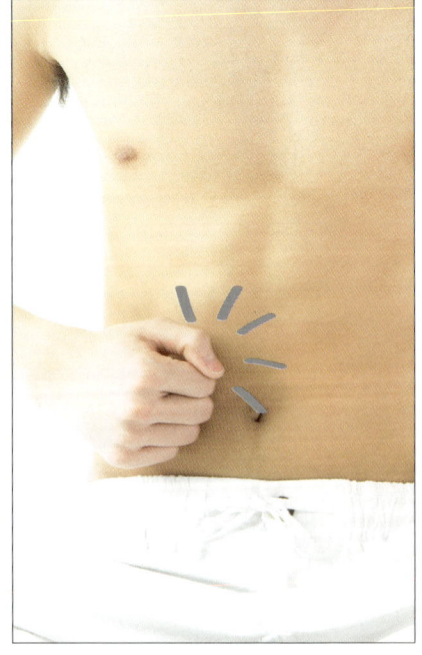

혼자서 뱃살 빼는 장기마사지 PART Ⅲ

간 마사지
| 간만 인내하라고 하지 마라! |

위 마사지
| 위의 크기를 줄이면 식사량이 줄어든다! |

신장 마사지
| 피가 맑아지면 물살이 빠진다! |

방광 마사지
| 수독이 가로막은 몸의 물길을 터라! |

자궁·난소 마사지
| 여성 건강의 파수꾼을 지켜라! |

임맥 뚫기
| 울화를 참으면 지방도 쌓인다! |

폐 마사지
| 신선한 산소가 지방을 태워 없앤다! |

심장 마사지
| 맥박을 조율해 비만의 뿌리를 차단한다! |

간 마사지
간만 인내하라고 하지 마라!

간을 풀면 내장 지방이 빠르게 분해되기 시작한다! 왜 그럴까?

간은 영양소의 합성·처리와 더불어 손상된 지방, 핏속에 죽은 세포, 유해 미생물, 체내로 유입되는 모든 독성 화학 물질을 해독하는 기능을 담당하고 있다. 간의 기능이 왕성하면 넘쳐나는 지방이나 독성 물질을 수용성으로 녹여 담즙이나 소변의 형태로 몸 밖으로 배출시킨다.

하지만 처리해야 할 독소가 과중하면 오히려 간에 지방과 독소가 쌓여 지방간이나 간경화로 발전하게 된다. 이렇게 간의 여과 기능이 손상되면 혈액 속에 넘쳐나는 독소와 지방은 떠돌다가 혈관벽이나 내장 사이, 세포막 등에 눌어 붙게 된다. 이는 고지혈증, 동맥경화, 고혈압 등으로 직결되고 내장지방과 피하지방의 과다한 축적으로 이어진다.

간의 해독 기능과 지방 대사 기능을 높이면 뱃살이 붙지 않는다. 음식을 이용 가능한 에너지로 만드는 속도를 대사율이라고 한다. 간의 대사율이 높으면 그만큼 빨리 음식에서 에너지를 만들어내고 효율적으로 써버린다. 물론 과다한 음식이 들어오거나 운동량이 너무 없으면 몸의 특정 부위에 지방이 쌓이기 마련이다. 하지만 간 기능이 떨어지면 마치 구두쇠 영감처럼 음식들을 지방 조직으로 쌓아둘 뿐 효율적으로 분해하여 사용하지는 못한다.

그러니 간을 먼저 해독하지 않고서는 뱃살이 쉽사리 빠지지 않는다. 다이어트나 운동을 열심히 해도 효과가 미미하고 오히려 지방이 아닌 근육부터 빠지는 사태가 생겨 몸무게는 줄어도 오히려 체지방율이 늘기 쉽다. 반면 간 기능을 되살리면 간이 넘쳐나는 지방을 알아서 연소하고 배출해주기 때문에 별다른 노력 없이도 뱃살이 들어가고 체중이 줄게 된다.

중년의 배가 나온 사람들은 거의 지방간이라 보아도 틀림이 없다. 지방간은 간세포에 독성이 없는 지방이 끼여 큰 증상을 나타내지는 않지만, 오래 진행되면 간 기능을 떨어뜨리고 간경화나 간암으로까지 발전할 수 있어 주의를 기울여야 한다.

다행히 간 마사지를 2~3개월 하면 지방간이 호전되기 시작한다. 간 마사지는 간 안은 물론 간으로 향하는 혈관과 림프관의 흐름을 터주어 간에 적질한 영양과 산소를 공급해준다. 일단 간에서 지방이 빠지기 시작하면 내장지방은 저절로 분해된다고 봐도 틀림이 없다.

지방 대사를 촉진시키는 간 마사지 방법

1. 간 원형 마사지

간 마사지는 누워서 해도 되지만 앉으면 간이 밑으로 내려오기 때문에 훨씬 효과적이다. 양 손가락 끝을 갈비뼈 속으로 깊이 찔러 오른쪽 옆구리에서 명치 쪽으로 원형 마사지해 나간다. 특히 명치 근처 약간 오른쪽은 간이 잘 만져지고 담낭도 많이 자극되므로 양 손가락 끝을 찔러 넣은 상태에서 상체를 약간 숙여 더욱 강한 자극이 들어가도록 한다. 담낭을 자극하면 담낭에 쌓인 콜레스테롤이나 노폐물을 떨어내 담석을 방지하고 담즙 분비도 한층 증진되어 지방의 소화 작용도 원활해진다.

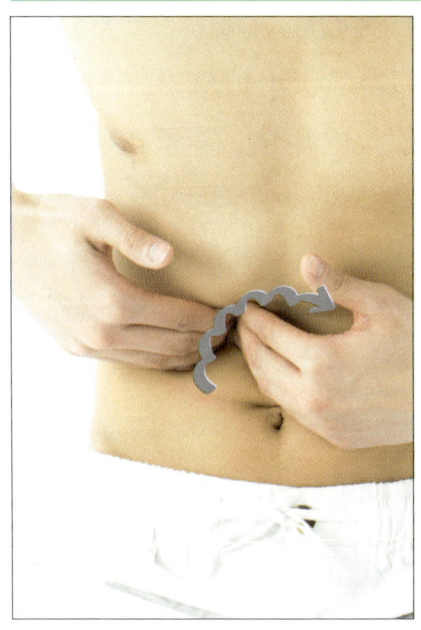

2. 간 두드리기

왼손 손바닥이나 주먹으로 오른쪽 갈비뼈 간 부위를 가볍게 두드린다. 간이 자극되어 간의 독소와 울혈이 풀리는 것을 느끼면서 약 2~3분 정도 두드린다.

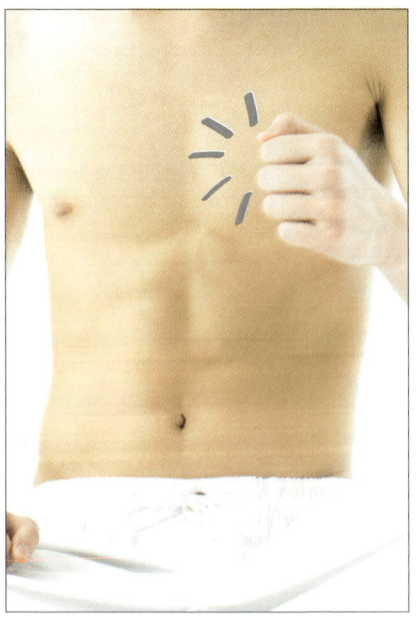

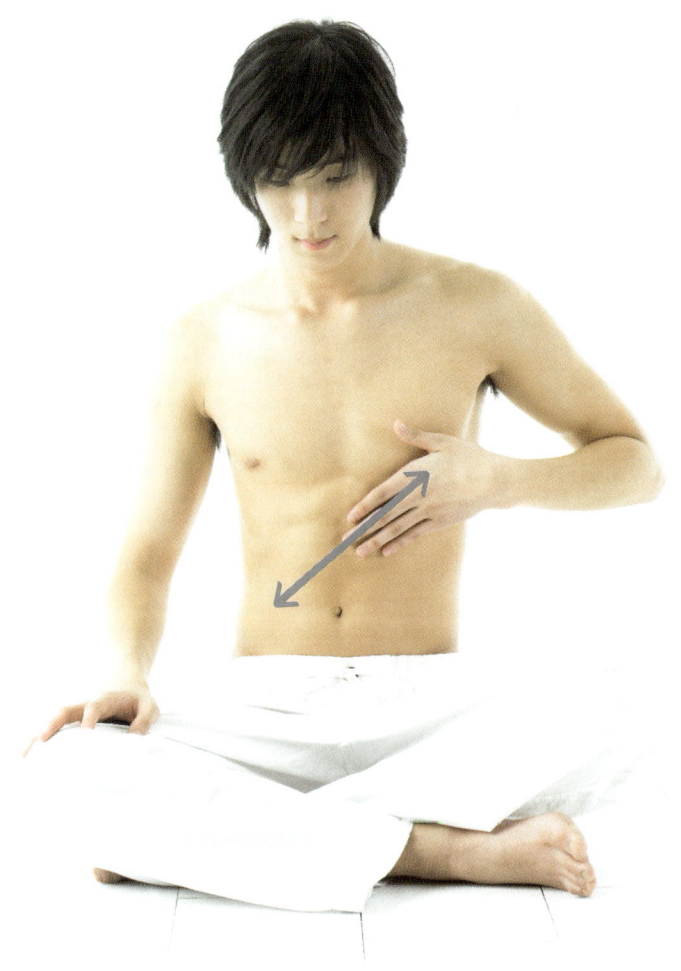

3. 간 문지르기

오른쪽 갈비뼈 아래나 오른쪽 갈비뼈 위를 좌우로 약 2~3분 열이 날 정도로 문지른다. 손의 기운이 간에 들어가면서 간의 혈액과 림프 순환이 촉진될 것이다.

위 마사지
위의 크기를 줄이면 식사량이 줄어든다!

복부비만인 사람은 보통 정상인의 3~4배까지 위가 늘어나 있다. 폭식과 과식은 위하수증, 위확장증, 위염 등을 일으킨다. 또 위가 크면 아무리 먹어도 포만감이 생기지 않아 폭식과 과식을 일삼는 악순환이 이어진다.

위 마사지는 늘어진 위 근육의 탄력을 회복시켜 정상 식욕을 찾아주고 식사량을 현저히 줄여준다. 어떤 대학생의 경우 장기마사지를 받기 시작하면서 식사량이 평소 절반으로 줄어들었고, 단 8회의 마사지로 6㎏이 빠지고 허리선이 몰라보게 가늘어졌다.

물론 장기마사지를 받고 위장 운동이 활발해져 밥맛이 좋아지고 식사량이 늘어 일시적으로 체중이 느는 경우도 있다. 하지만, 생체 균형이 회복되면서 점차 정상 체중에 맞게 살이 빠지기 시작한다.

밥맛이 좋아진다는 것은 장 기능이 살아나는 좋은 신호이지만 그래도 식욕에 따라 너무 과식하는 것은 스스로 피해야 할 일이다. 물론 평소에 소화불량으로 고생하거나 지나치게 마른 사람이라면 쌍수를 들고 환영할 일이다.

요즘 위를 잘라내는 비만 수술이 미국에서 선풍적인 인기를 끌고 있고, 수년 전에 우리나라에도 보급돼 일부 병원에서 시술 중이다. 하지만 그 수술은 봉합 부위에서 음식물이 새고 수술 부위가 유착되는 등 많은 부작용이 나타날 수 있다. 심지어 평균 100명 중 1명꼴로 사망한다는 보고도 있다. 수술이 성공적으로 이뤄져도 위장의 운동 리듬이 깨져 수년 이상 욱지기 등 부작용에 시달릴 수 있으므로 신중해야 할 필요가 있다.

소화 불량, 위염, 위하수, 위확장 등은 모두 위장으로 통하는 혈관이 막혀서 생긴다. 스트레스 등으로 교감신경이 항진되어 위장의 운동 기능이 떨어지기도 한다. 어쨌든 위장 부위를 적절하게 자극하여 교감신경도 안정시키고 위장으로 통하는 기혈 순환을 터주면 위장의 정상적인 모양과 기능이 살아날 것이다. 또 적절한 운동을 통해 혈액순환이 좋아지면 세포의 재생 능력이 촉진되어 신체의 어떤 부위든 탄력성을 되찾기 마련이다. 항상 강조하지만 욕심만 앞서 다양한 운동이나 다이어트를 감행하기 앞서 장기 자체가 지닌 자연치유력을 키울 생각부터 하는 것이 중요하다.

위장의 크기를 줄이는 위 마사지 방법

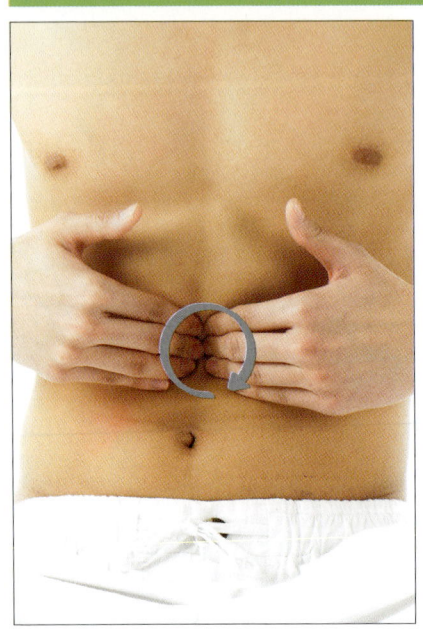

1. 복뇌 풀기

복뇌에는 위장으로 통하는 미주신경이 밀집되어 있다. 복뇌 부위인 명치를 양 손가락 끝으로 원형 마사지하거나 눌렀다가 떼기를 반복하며 풀어준다. 복뇌 부위의 미주신경을 자극하면 위장을 빠르게 안정시킬 수 있다.

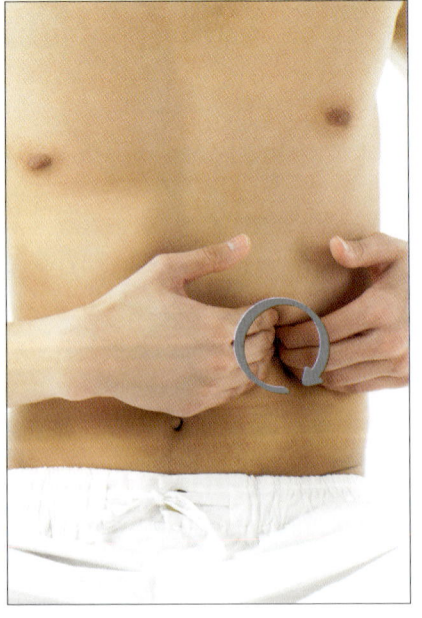

2. 위장 원형 마사지

양 손가락 끝으로 왼쪽 갈비뼈 아래 부위를 이곳저곳 옮겨가며 원형으로 마사지한다. 위장에 활력과 기를 불어넣는다고 생각하며 지그시 마사지해 준다.

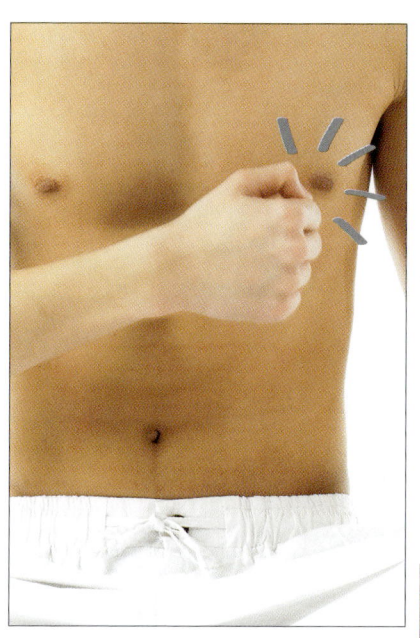

3. 비위 두드리기

오른손 손바닥이나 주먹으로 왼쪽 갈비뼈나 갈비뼈 아래 위장 부위를 가볍게 두드린다. 특히 옆구리 쪽 갈비뼈 10번 부위를 두드리면 위장의 '아내 장기'인 비장이 자극된다. 비위가 자극되어 비위의 정체가 풀리는 것을 느끼면서 약 2~3분 정도 두드린다.

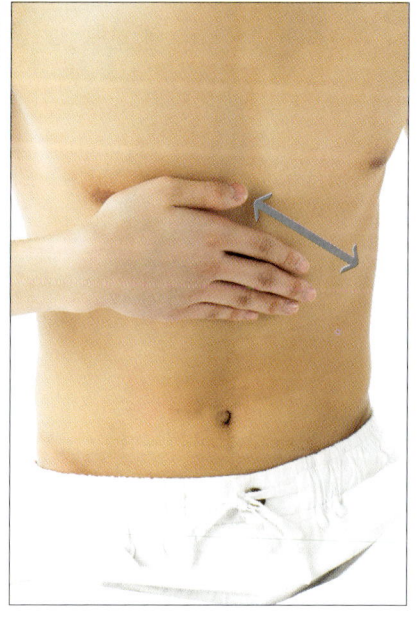

4. 비위 문지르기

왼쪽 갈비뼈 아래나 왼쪽 갈비뼈 위를 좌우, 혹은 나선형으로 약 2~3분 동안 열이 날 정도로 문지른다. 손바닥의 기운이 비위에 들어가면서 비위의 혈액과 림프 순환이 촉진될 것이다.

신장 마사지
피가 맑아지면 물살이 빠진다!

피가 맑으면 건강하고 오래 산다.

사실 인간의 세포는 끊임없이 재생 가능하도록 설계되었다. 혈액을 포함한 체액이 혼탁해지면 세포의 생존 환경이 열악해져 복제력이 떨어진다. 그러면 세포는 점차 노화되고, 오염이 심해지면서 유전자 변형까지 일어나 암 등 각종 질병이 생기게 된다.

노벨 의학상을 받은 알렉시 카렐 박사는 닭의 심장 세포를 배양액에 기르는 실험을 한 바 있다. 배양액을 항상 새롭게 갈아주자 닭의 심장 세포는 무려 29년 동안이나 분열을 거듭했다. 어느 날 조수의 실수로 배양액 교환이 이루어지지 않아 그 세포는 분열을 멈추었을 뿐, 세포의 재생은 무한히 계속될 수 있음을 보여주었다.

인체는 신진대사 과정에서 노폐물과 독소를 만들어내면서 혈액도 오염시킨다. 신장은 필터처럼 혈액에서 넘쳐나는 물과 노폐물을 걸러내는 대표적인 여과 장치이다. 혈액을 탁하게 하는 독소는 근본적으로 불량한 환경의 소화관에서 주로 만들어진다. 하지만 혈액의 필터인 신장 기능이 떨어지면 혈액이 더욱 혼탁해지는 악순환이 반복될 수밖에 없다.

그러니 장의 제독과 함께 신장의 여과 기능을 높여야 피가 맑아진다. 신장 기능이 85% 정도 감소하면 투석이나 신장 이식을 받아야 하는 심각한 상태에 이르게 된다.

신장은 기능이 80% 이상, 심지어 90%까지 감소해도 이상 증상이 나타나지 않을 수 있다고 한다. 얼굴이나 팔다리가 붓거나 소변이 마려워 하룻밤에 두세 번씩 잠을 깨는 등의 자각 증상이 나타난다면 돌이킬 수 없을 정도로 병이 진행됐을 가능성이 크다고 하니, 평소 각별한 보살핌이 중요하다.

인체의 1/3의 피가 간을 통과하는데 간에서 해독하지 못하면 신장에 과부하가 걸리게 된다. 이렇게 신장의 수분대사 기능이 떨어지면 부종을 수반한 물살 비만을 불러오게 된다. 신장은 주로 나트륨 성분의 탁한 피를 걸러주는데, 신장 기능이 떨어져 몸속에 정체되는 이 나트륨은 분자 1개가 물 분자 7개를 가둬놓는 성질이 있어서 물살이 붙게 하는 주요 원인이 된다.

한의학에 따르면 심장이 불(火)이라면 신장은 물(水) 해당한다. 신장은 심장의 뜨거운 기운(火氣)을 끌어내려 수승화강을 유지하고 하복부를 따뜻하게 한다. 신장이 약해지면 심장의 화기를 끌어내리지 못해 혈압이 높아지고 아랫배가 냉해진다. 아랫배가 냉해지면 장기를 보호하려는 몸의 본능으로 내장지방과 피하지방이 붙게 되는 것이다.

신장 마사지는 신장의 여과 기능을 회복시켜 혈액 정화와 수분대사를 강화하여 비만의 재발을 막아준다. 신장 기능이 왕성해지면 정체된 불필요한 수분이 소변으로 걸러지면서 푸석푸석 부은 얼굴과 몸의 부기가 쏙 빠지고 피부까지 적당한 수분으로 촉촉해진다.

피가 맑아지는 신장 마사지 방법

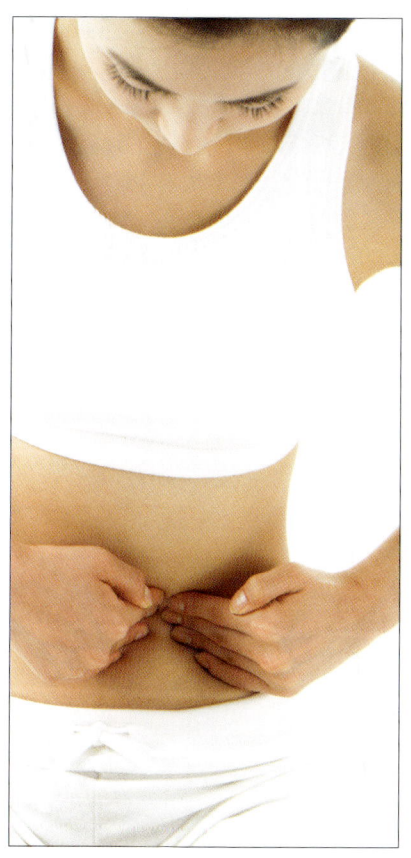 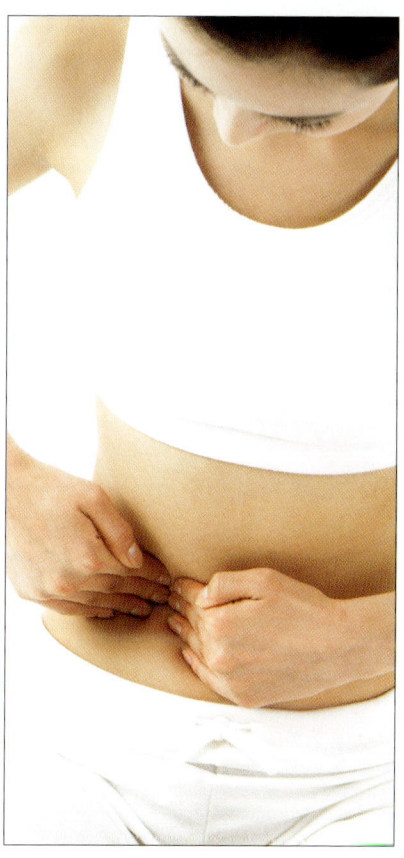

1. 신장 원형 마사지

신장 마사지는 누워서 해도 되지만 앉으면 더욱 자극하기가 쉽다. 먼저 왼쪽 신장부터 마사지한다. 양 손가락 끝을 오른쪽 갈비뼈 3~4cm 아래에 대고 상체를 약간 숙인 채 장을 헤쳐가며 깊숙이 찔러 넣는다. 뱃속 깊은 곳에서 뻐근한 느낌이 들면 1~2분 정도 원형으로 마사지한다. 다음 오른쪽 신장을 마사지한다. 지압한 후 손을 떼면 시원한 느낌이 들 것이다. 만질 때 딱딱하거나 반대로 너무 흐물흐물하게 느껴지거나 통증이 심하면 신장이 건강하지 못하다는 신호다. 뺨을 만지는 느낌처럼 부드러우면서 탄력이 있어야 정상이다.

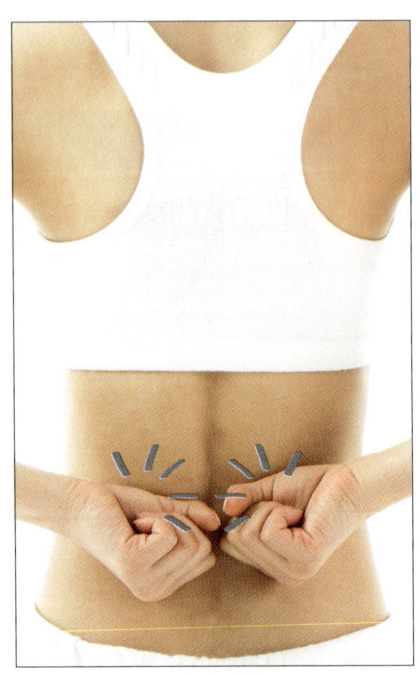

2. 신장과 부신 두드리기

신장은 척추 양쪽 깊숙이 붙어 있어 허리의 갈비뼈가 보호하고 있다. 주먹을 쥐고 허리의 신장 부위를 가볍게 두드린다. 신장을 자극해 신장의 독소와 울혈이 풀리는 것을 느끼면서 약 2~3분 정도 두드린다. 부신은 신장 위에 고깔처럼 붙어 있으므로 함께 자극하여 부신호르몬을 일깨운다. 부신호르몬은 스트레스에 대항하도록 만들어주고 생명 에너지의 원천을 자극하는 등 인체의 기능을 조절하는 수많은 중요 기능을 담당한다.

3. 신장과 부신 문지르고 기운주기

양쪽 손바닥으로 허리 부위를 상하, 혹은 원형으로 약 2~3분 정도 열이 날 정도로 문지른다. 그런 다음 손을 허리에 대고 약 1~2분 정도 뜨거운 기운이 신장으로 들어가는 것을 상상한다. 활성화된 기가 신장에 들어가면서 기혈 순환이 촉진될 것이다.

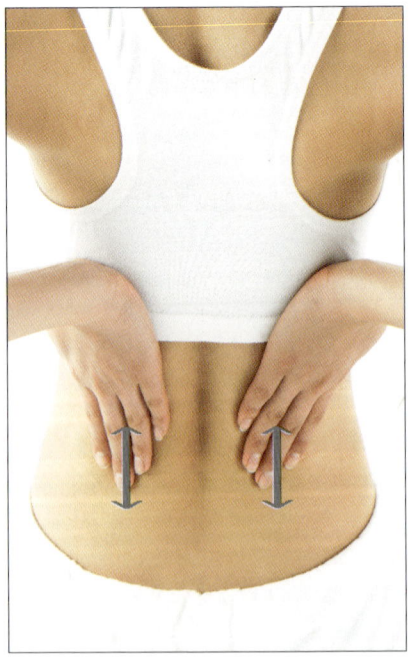

방광 마사지
수독이 가로막은 몸의 물길을 터라!

건강한 성인의 하루 소변양은 1~2 *l* 이다. 1회 300㎖ 안팎을 배출하므로 하루 4~6회 정도 소변을 보는 것이 정상이다. 소변양이 지나치게 많거나 적으면 신장 기능에 이상이 있다는 신호다. 하루 소변양이 100㎖ 이하면 무뇨(無尿), 400㎖ 미만이면 핍뇨(乏尿), 3 *l* 이상이면 다뇨(多尿) 라 한다.

무뇨증은 신장이 모조리 망가졌거나 신장에서 방광으로 가는 길인 요로가 폐쇄된 경우이다. 핍뇨는 신장 기능이 저하되는 급성신부전이 주원인인 경우가 많다. 다뇨증은 당뇨병 또는 뇌하수체 계통의 장애로 항이뇨호르몬이 적게 분비되거나 이에 대해 신장이 잘 반응하지 않아 물의 재흡수가 일어나지 않는 요붕증 때문일 수 있다.

하지만 소변양은 많지 않은데 소변을 자주 보는 빈뇨는 방광에 염증이나 방광 결석, 암 같은 이물질이 있는 경우에 발생한다. 이런 경우 오줌은 자주 보고 싶지만 오줌이 시원하게 나오지 않으며 잔뇨감이 항상 남아 있다. 요로결석, 요로 폐쇄, 전립선비대증 같은 경우는 오줌이 잘 나오지 않아 아랫배에 수독이 그득히 정체되어 아랫배가 불룩 튀어나오기도 한다.

여성의 경우 방광이 아래로 처지면 방광 괄약근의 움직임에 이상이 생겨 요실금이 쉽게 온다. 요실금은 소변의 흐름을 제대로 조절할 수 없어 여간 민망하고 성가신 존재가 아니다.

방광을 지그시 끌어올리는 마사지는 방광의 근육을 튼튼하게 하고 방광이 처지는 것을 예방하고 처진 방광을 제자리로 돌려준다. 또한 방광 마사지는 방광의 환경을 청결하게 유지시키고 아랫배의 기혈 순환을 증진시켜 방광결석, 방광염증, 방광암 등을 예방해 아랫배에 수독이 정체되지 않도록 해준다.

아랫배 물살을 빼주는 방광 마사지 방법

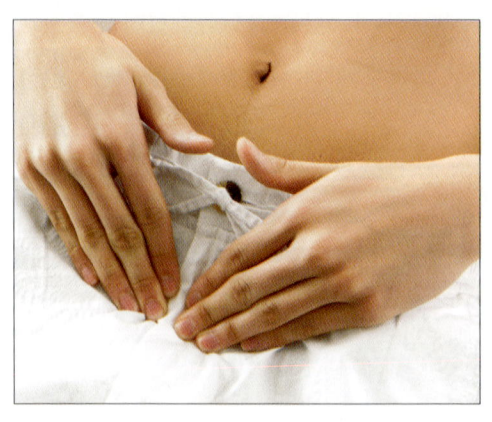

1. 치골 지압하기

아랫배 아래에 있는 치골을 양 손가락 끝으로 꾹꾹 눌러준다. 이곳이 아프면 방광에 문제가 있다는 신호일 가능성이 크다. 또한 치골을 누르는 것 자체가 방광 기능을 높이는 데 도움이 된다.

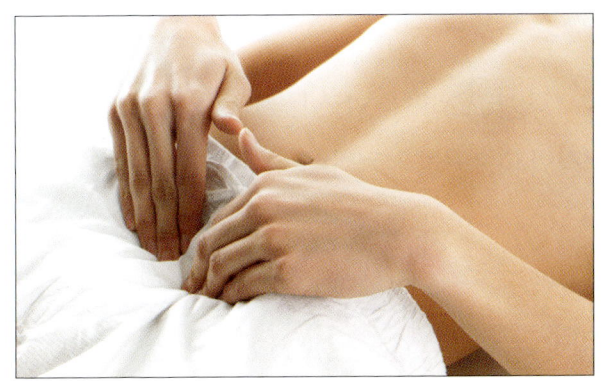

2. 방광 끌어올리기 마사지

엉덩이에 쿠션을 받쳐 골반 부위를 높여 눕는다. 치골 안쪽으로 손끝을 깊숙이 넣어 방광을 위로 끌어올리듯 마사지한다. 장기는 항상 제자리로 되돌아가려는 성질을 가지고 있기 때문에, 이 마사지를 꾸준히 하면 처진 방광은 탄력이 생겨 제자리를 찾게된다.

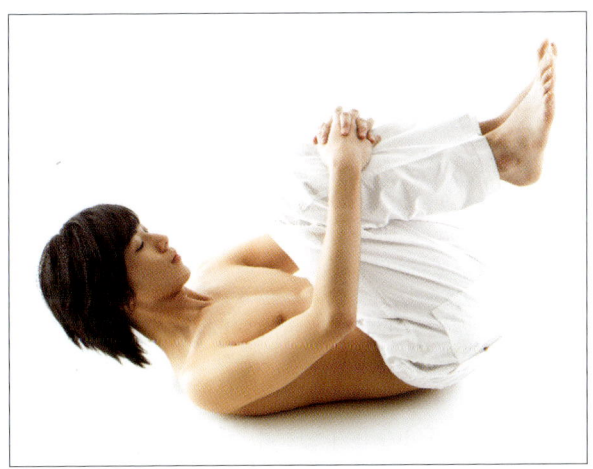

3. 방광 끌어올리기 운동

누워 무릎을 감싸 잡고 뒤쪽으로 구르기 운동을 1~2분 정도 실시한다. 구를 때 허벅지가 아랫배를 눌러 방광이 효과적으로 올라가게 된다.

자궁·난소 마사지
여성 건강의 파수꾼을 지켜라!

여성의 몸 상태는 남성과 달리 호르몬에 의해 주기나 연령에 따라 현저하게 변한다. 그리고 남성과 달리 자궁을 갖고 있는 신체 특성 때문에, 배의 문제와 복부비만이 더욱 흔하고 복잡하다.

지금까지는 태아 건강을 위해서는 부모에게서 물려받은 유전과 식사, 운동 등이 중요하다고 생각해왔다. 하지만 최근 현대의학은 자궁 내 환경이 오히려 중요하다는 연구 결과를 잇달아 내놓아 모체의 중요성을 강조한 동양의학과 접근하고 있다. 이를테면 자궁벽이 깨끗하고 건강할수록 건강하고 머리 좋은 아이가 자랄 수 있다는 것이다.

요즘 우스갯소리로 빈궁마마가 많다고 한다. 자궁근종이나 자궁암 등 자궁에 문제가 생기면 쉽사리 자궁을 도려내버린다. 출산을 위해서만 자궁이 존재한다고 생각하면 큰 오산이다. 자궁은 여성의 근원적인 기운을 담고 있고—자궁을 여성의 하단전이라고 보는 견해가 있다—주변 장기들을 제 위치에 있도록 버팀목 역할도 해준다. 자궁을 들어내면 다른 장기들도 무너져 내리기 쉽고 수술 시 절개로 인한 상처 때문에 기혈 순환이 막혀 아랫배 비만으로 이어지곤 한다.

여성에게 난소와 여성호르몬의 역할은 참으로 지대하다. 남성에게 고환이 있듯 여성에게 난소가 있어 에스트로겐과 프로게스테론이라는 여성호르몬을 분비해 여성의 특징을 나타나게 해준다. 여성호르몬은 배란과 생리를 유도하는 기본적인 기능에서부터 뼈 밀도 강화, 동맥경화증 완화, 면역력 증진, 기억력 강화 기능까지 광범위하게 담당하고 있다. 특히 미용 측면에서 본다면 여성호르몬은 피부를 부드럽고 윤기 나게 만들어주며 지방의 축적도 막아주는 역할을 한다.

만약 생리주기가 불규칙하고 생리통이 심하거나, 피부 트러블이 자주 생기고 이유 없이 체중이 늘어난다면 여성호르몬 수치를 검사해보는 게 좋다. 폐경이 되면서 여성호르몬의 수치가 급격히 줄면 다양한 갱년기 증상에 시달린다. 뱃살이 갑자기 불어나거나 뼈가 약해지면서 골다공증의 위험이 커지는 것도 그중 하나이다.

난소와 자궁이 위치한 아랫배는 항상 따뜻하고 기혈 순환이 순조로워야 한다. 자궁은 한방에서 보는 오행 중 수(水)의 성질을 지니고 있어 차가워지기 쉽다. 아랫배가 차가워지면 기혈 순환이 막혀 생리통, 생리불순, 자궁근종, 불임, 불감증 등 여성 질환이 오고, 또 냉해진 자궁을 보호하려고 지방도 겹겹이 쌓이게 된다.

아랫배를 따뜻하게 하기 위해서는 하반신욕이나 훈증요법 등도 좋지만,

장기마사지만큼 효과가 빠르고 확실한 것은 없다. 온기가 가득 담긴 손으로 아랫배를 주무르거나 문지르면 금세 뭉친 것이 풀리고 따뜻해진다. 냉기에 의해 엉킨 피가 잘 돌면서 생리통이나 생리불순이 감쪽같이 사라지고 자궁에 쌓인 냉이나 노폐물도 말끔히 배출된다. 난소의 기능이 되살아나면 여성호르몬이 잘 분비되어 과도하게 쌓인 지방도 효과적으로 분해하기 시작한다. 처진 소장이 난소와 자궁을 압박하거나 대장의 독소가 아랫배 문제를 일으키는 경우도 종종 있으므로, 장 마사지는 언제나 병행할 필요가 있다.

여성 건강은 병이 생겨야 치료하는 소극적인 태도에서 벗어나 적극적인 예방책으로 건강하게 살 수 있게 조치를 취하는 것이 중요하다.

여성호르몬을 활성화시키는 자궁 · 난소 마사지 방법

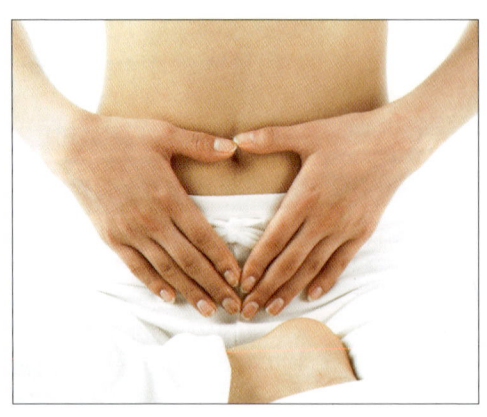

1. 자궁과 난소 위치 확인하기
양 엄지손가락을 배꼽에 맞대고 역삼각형 모양으로 두 손바닥을 아랫배에 얹는다. 검지 부위가 자궁 경부이고 새끼손가락 부위가 난소 자리이다.

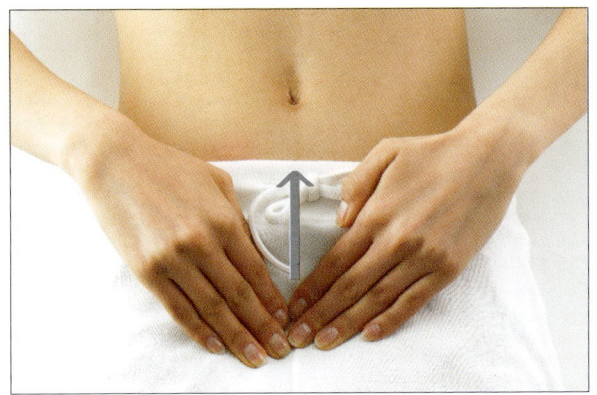

2. 자궁 끌어올리기 마사지

치골 위쪽 아랫배에 양손바닥을 얹고 위로 끌어올리듯 주무르며 마사지한다. 이 마사지를 꾸준히 하면 처진 자궁은 탄력이 생겨 제자리를 찾고 쌓인 노폐물도 몰아낼 수 있다. 자궁·난소 마사지도 누운 자세가 나은데, 엉덩이에 쿠션을 받쳐 골반 부위를 높이면 좋다.

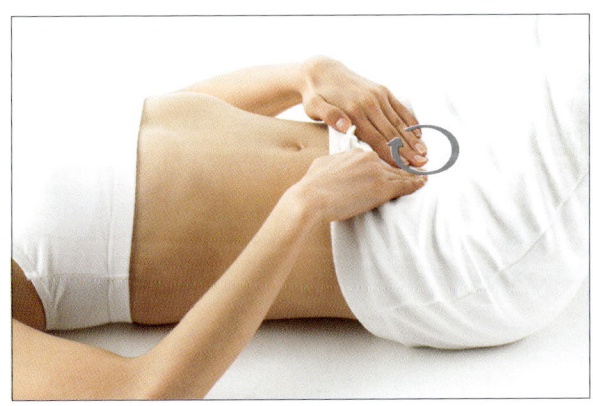

3. 난소 원형 마사지

한쪽부터 난소 부위에 양 손가락 끝을 대고 지그시 원형으로 마사지한다. 누를 때에는 남성의 고환과 같이 약간 뻐근하게 느껴질 것이다. 일반적으로 부드럽고 탄력 있게 느껴져야 건강하다. 배란 시에는 약간 더 크게 만져지고 나이가 많을수록 위축되어 작게 만져질 것이다.

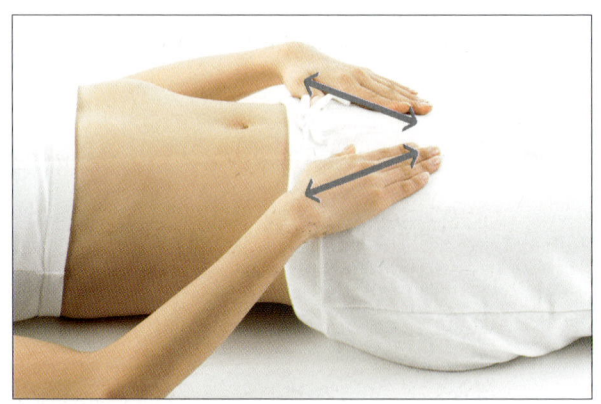

4. 자궁과 난소 문지르기

아랫배 중앙 부위를 양손바닥으로 원형으로 문지른 후, 양 난소 부위를 양 손바닥으로 각각 열이 날 정도로 상하로 강하게 문지른다. 따뜻한 기운이 난소 기능을 증진시키고 아랫배 순환을 촉진시켜 줄 것이다.

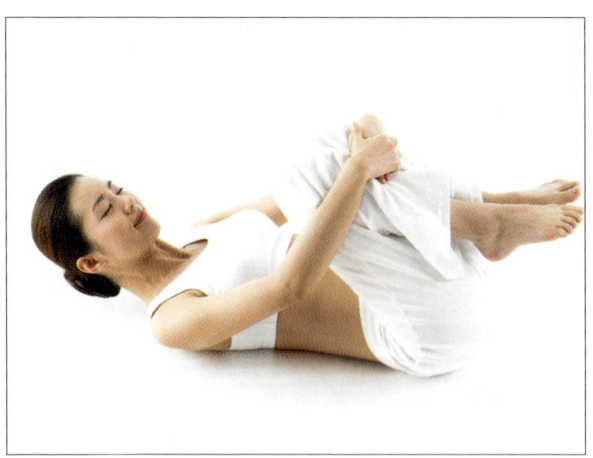

5. 자궁 끌어올리기 운동

방광 끌어올리기 운동에서처럼 누워 무릎을 감싸 잡고 뒤쪽으로 구르기 운동을 1~2분 정도 실시한다. 구를 때 허벅지가 아랫배를 누르게 되어 자궁이 효과적으로 올라가게 된다.

임맥 뚫기
울화를 참으면 지방도 쌓인다!

요즘 들어 '가슴이 답답하고 얼굴까지 열이 치솟는다', '화가 자주 나고, 문득 우울하고 불안하다'고 호소하는 사람들이 늘고 있다. 한방에서는 이를 '울화' 또는 '화병'이라고 한다. 화병이란 말 그대로 억울한 감정이 쌓여 불같은 양태로 폭발할 지경에 이르는 질병이다.

적당한 스트레스는 신체와 정신에 활력을 준다. 하지만 견디기 힘든 스트레스 상황에 장기간 반복적으로 노출되면 정서적으로 불안과 우울증을 일으키고 자율신경계의 과도한 긴장을 일으켜 신체적인 기능장애나 질병을 유발하게 된다. 바로 스트레스 호르몬인 코르티솔이 다량 분비돼 신체의 면역체계를 약화시키고 소화불량, 고혈압, 심장마비, 암, 기억력 감퇴 등의 질병을 일으키는 것이다.

스트레스에 의해 자율신경의 밸런스가 깨지면 장기 기능에 이상이 생기고 과도한 지방 축적으로 이어지기 쉽다. 최근 미국 예일 대학 연구팀에 따르면 "스트레스에 많이 노출되거나 이로 인한 정신적 피해가 코르티솔의 분비를 촉진시키며 이는 복부지방 축적과 연관이 있다."고 한다. 특히 배에만 지방이 있는 여성들은 스트레스가 많은 업무에 대해 더욱 위협을 느껴, 업무 능력도 떨어지고 코르티솔이 많이 분비되는 것으로 나타났다는 것이다.

스트레스성 비만은 흔히 식욕을 조절하지 못하는 데서 비롯한다. 스트레스가 간혹 식욕을 억제시켜 밥맛을 잃게 하기도 하지만, 보통의 경우엔 극도의 스트레스나 욕구불만을 먹는 것으로 해소하려는 경향이 짙다. 본래 공복감으로 일어나는 식욕과 달리, 먹는 것으로 불만을 해소시키려는 일종의 대리행동인 것이다.

기분전환의 수단으로 고당질성 식품을 손에서 놓지 않는 '탄수화물 욕구자' 들도 있다. 당질을 섭취하면 뇌 속의 정서를 안정시키는 효과가 있는 세로토닌 농도가 상승하는데, 정신적으로 불안할 때 단 것이 당기는 것이다. 그러나 이렇게 해서 쌓인 열량이 마지막에는 비만이라는 현실로 나타난다는 사실을 잊어서는 안 된다.

배가 유난히 약하거나 몹시 긴장되어 있으면 스트레스에 민감하게 반응하게 된다. 또한 스트레스를 자주 받으면 정신과 민감하게 연결되어 있는 배와 장기가 더욱 긴장되는 악순환이 거듭된다.

스트레스를 효과적으로 해소하고 스트레스에 무덤덤하게 대처할 수 있으려면 먼저 배를 편안하게 만드는 것이 필수적이다. 가슴이 답답하고 두근거릴 때 한숨을 쉬면 조금 나아지는 것도 바로 몸이 그만큼 편해지기 때문이다. 한숨은 가슴에 쌓인 열과 화를 풀어내기 위한 몸의 본능적인 반응이다. 배가 굳어 있는 상태에서 마음의 긴장과 불안을 억지로 없애려는 것은 쉽지 않은 일이다.

머리가 묵지근하고 온몸이 조이는 듯한 스트레스 상황에선 우선 모든 것을 내려놓고 심호흡을 반복해 보자. 내쉴 때는 '하' 소리를 내며 가슴의 열기와 응어리들이 풀어져 가슴이 뻥 뚫리는 것을 상상한다.

무엇보다 평소 화날 땐 화내야 하고 답답한 일이 있으면 표현하고 이해를 구하는 것이 건강에 좋다. 고혈압 환자가 정상인보다 화를 표현하지 않고 참는 경우가 많고, 남성보다 화를 많이 참는 여성이 고혈압에 걸릴 위험성이 크다는 통계를 주지할 필요가 있다.

막힌 속을 뚫어주는 임맥 뚫기 방법

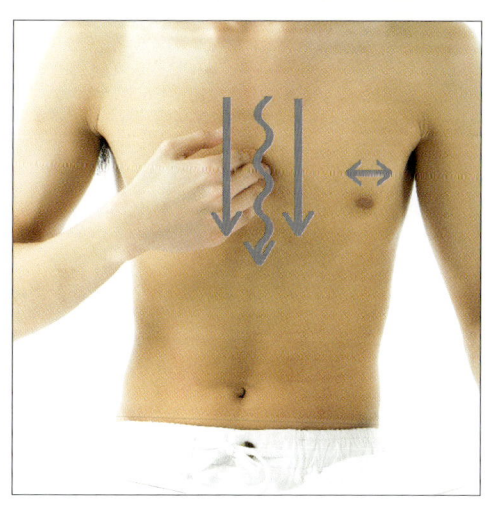

1. 손가락 끝으로 마사지하기

가슴의 흉골과 늑골 사이(흉늑골간)의 뼈에 네 손가락 끝을 대고 가슴 죄우로 세밀하게 흔들며 막힌 곳을 풀어준다. 가슴 위에서 시작해 명치 위 뼈 끝까지 꼼꼼하게 자극한다. 다른 쪽 흉늑골간도 똑같이 풀어준다. 이제 천돌(쇄골 사이의 움푹 들어간 부분)에서 거궐(명치)까지 임맥을 따라 손가락 끝으로 원형 마사지를 한다. 특히 양 젖꼭지 사이의 단중혈을 많이 풀어준다.

2. 가슴 임맥 따라 두드리기

주먹을 가볍게 쥐고 가슴의 임맥을 따라 위에서 아래로 반복해서 두드린다. 가슴에 쌓인 울화와 열기가 해소되는 것을 느끼며 가슴 깊숙이 진동을 일으킨다.

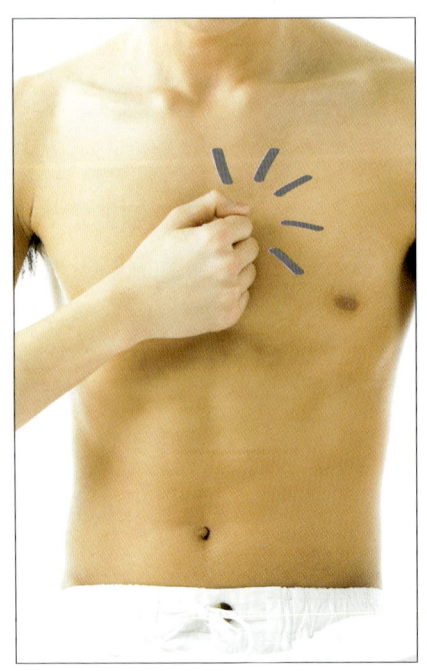

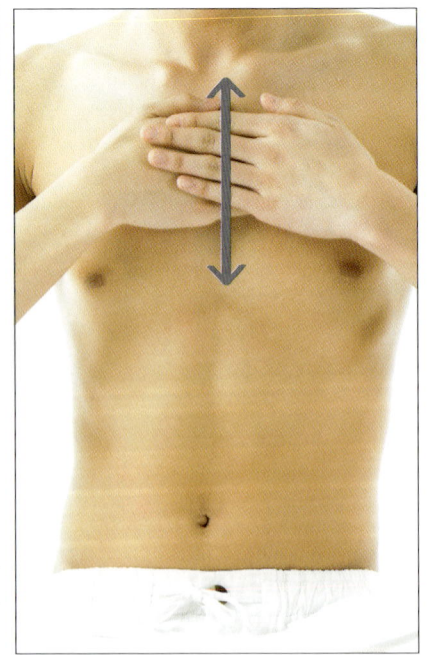

3. 가슴 임맥 따라 문지르기

양손바닥을 마주 비빈 후, 가슴의 임맥을 따라 열이 날 정도로 아래위로 문지른다. 답답한 가슴이 열려 시원해지는 것을 느낀다.

폐 마사지
신선한 산소가 지방을 태워 없앤다!

폐는 혈중 이산화탄소를 떨어내고 산소를 공급하는 중요한 역할을 수행한다. 폐가 공기를 최대한 흡입할 수 있는 양, 즉 폐활량은 3.5~4.5 l 쯤 된다. 하지만 보통 사람이 한번에 호흡하는 공기의 양은 약 0.5~1 l 로, 하루에 대략 1만 l 정도의 공기를 이용한다.

공기 중 산소는 허파꽈리(폐포)의 바깥을 감싸고 있는 혈관 속으로 녹아 들어가고, 반대로 혈중 이산화탄소는 밖으로 떨어져 나온다. 한의학에서도 폐조백맥(肺朝百脈), 폐주기(肺主氣)라 하여 온몸의 맥이 폐로 들어와 기운을 공급받고, 전신을 돌며 나쁜 기운(邪氣)을 방어한다고 본다.

산소가 없으면 불이 탈 수 없듯이, 우리 몸도 산소가 부족하면 몸의 연료가 연소되지 않아 의욕이 없고 기운이 떨어진다. 더구나 연소되지 않은 영양분은 지방이나 노폐물로 쌓여 비만이나 질병의 원인이 된다.

요즘 들어 극심한 대기 오염과 흡연 등으로 천식, 폐렴, 폐기종, 폐암 등

폐질환이 빠르게 늘고 있다. 예전에 암 발생 1위를 차지한 위암은 줄어들고 있는 반면 폐암은 꾸준히 늘어 현재 위암의 자리를 대신할 정도이다.

허파꽈리에 미세먼지나 오염 물질이 끼면 폐의 유착이 생기기 쉽고 폐의 운동이 제한받아 산소와 이산화탄소의 교환이 충분히 일어나지 않는다. 따라서 체에 낀 오물을 떨어내듯 허파꽈리에 덕지덕지 붙어 있는 오염 물질을 몰아낼 필요가 있다.

폐가 깨끗해지면 폐의 운동 기능이 살아나고 산소를 충분히 공급해 우리 몸 구석구석에 끼어 있는 기름때와 노폐물을 샅샅이 태운다. 그러면 몸속의 기운이 충만하게 순환하게 된다.

폐의 운동은 늑간 근육과 횡격막에 의해 이루어진다. 따라서 장이나 늑골궁 아래를 풀어주면 횡격막 운동이 용이해져 호흡도 덩달아 배 깊숙이 쑥쑥 내려간다. 이런 깊은 호흡으로는 평소 얕은 호흡보다 4~5배 이상의 공기를 들이마실 수 있다. 신선한 숲의 향기 속에서 심호흡을 거듭하는 것은 폐 건강을 위해 더 할 나위 없이 좋은 보약이다. 숲에서 나오는 살균 물질인 피톤치드는 말초 혈관을 단련시키고 심폐 기능을 강화시킨다. 또한 피부를 소독하는 약리 작용도 한다고 한다.

무엇보다 폐 마사지는 폐를 구석구석 청소하여 폐의 기능을 재빨리 회복시켜 줄 것이다.

몸속의 지방을 태우는 폐 마사지 방법

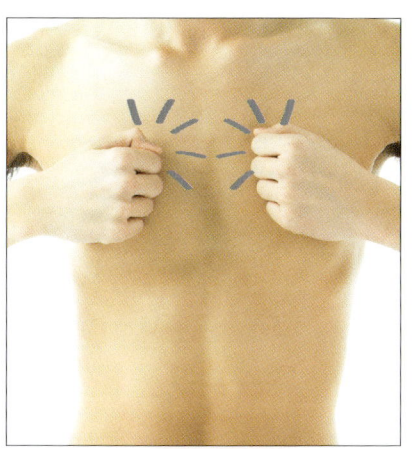

1. 폐 두드리기

손바닥이나 주먹으로 가슴을 위에서 아래로 골고루 두들긴다. 한쪽 가슴을 두드린 후 손을 바꿔 다른 쪽 가슴을 똑같이 두드린다. 양손으로 양쪽 폐를 동시에 두드려도 좋다.

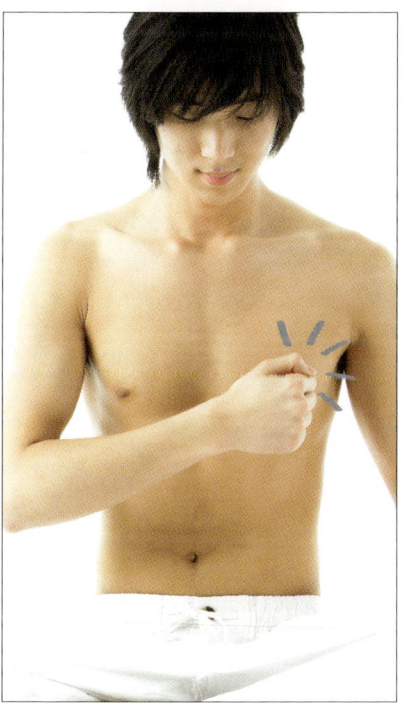
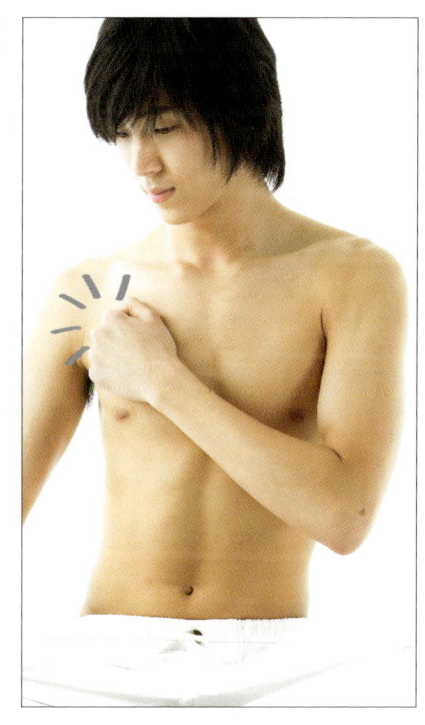

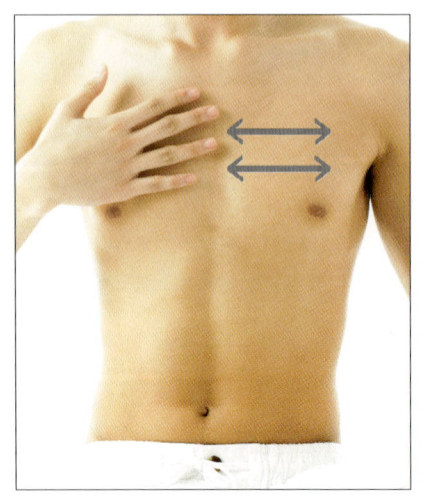 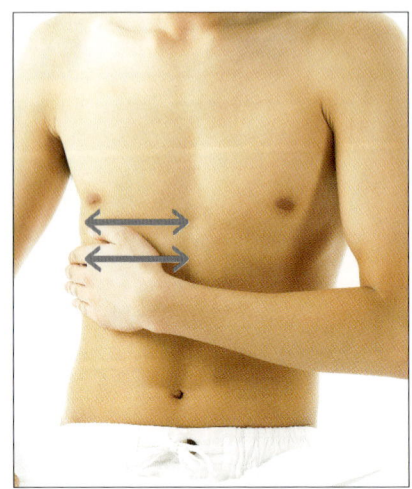

2. 폐 문지르기

손바닥으로 양쪽 가슴을 번갈아 가로 방향으로 문지른다. 손바닥의 열기가 폐 깊숙이 스며들어 가는 것을 느끼며 마사지한다.

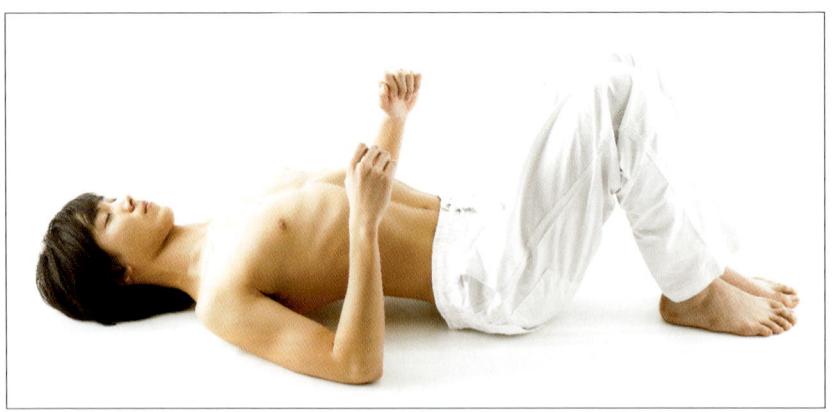

3. 폐 진동 운동

사진처럼 무릎을 구부리고 팔꿈치로 바닥을 짚은 상태로 편안히 눕는다. 팔꿈치로 바닥을 짚으며 상체를 들었다가 놓기를 반복하며 등을 바닥에 세게 친다. 폐가 진동하고 가슴의 막힌 부위가 뚫리는 느낌이 들 것이다.

심장 마사지
맥박을 조율해 비만의 뿌리를 차단한다!

심장은 주먹만한 근육 덩어리로 단 1분도 쉬는 날이 없다. 심장은 1분당 70~80회 박동하며 약 120*l* 의 혈액을 온몸으로 보낸다. 이때 심장 운동은 혈관의 압력 변화로 파동이 형성되고 이는 맥박으로 나타난다. 이 혈액의 파동은 파도처럼 전달돼 장애물이 없는 한 손끝 같은 말초 혈관까지 전달된다.

온몸에 나타나는 맥박은 오장육부의 상태를 모두 반영하지만 심장의 상태를 가장 직접적으로 나타내준다. 혈액순환을 맡은 핵심 기관이 심장이기 때문에 혈맥에 나타나는 현상은 심장과 관계가 깊다. 또한 심장이 멈춘 것을 죽음으로 보기 때문에, 맥박은 생명체의 생사 여부를 알려주는 가장 중요한 척도 중의 하나이다.

심장은 소화기관과 달리 자신의 증상을 잘 드러내지 않는다. 그래서 심장의 증상은 약해도 큰 질병의 시작인 경우가 많고, 증상이 나타날 때쯤이면 치료하기 어렵다. 부정맥은 심장이 너무 느리거나 빠르거나, 혹은 가끔 안

뛰다가 뛰는 심장의 병증이다. 가슴이 두근두근 불안하고 극심하게 아프면 이미 심장의 병이 깊이 진행됐다는 것을 암시한다. 여성의 경우 화병이나 위장병으로 오인하기 쉬워 뒤늦게 치명적인 결과를 맞는 경우도 흔하다. 장·노년층의 호흡 곤란은 천식이나 만성 기관지염 등 호흡기 질환보다 심장 기능의 이상에서 비롯된다는 사실을 주의할 필요가 있다.

심장병은 심장 자체의 문제보다 심장으로 혈액을 공급하는 혈관이 좁아지거나 막히는 심혈관 질환, 즉 협심증이나 심근경색이 원인인 경우가 많다. 물론 노화로 심장 근육이 늘어나 심장에 변형이 생겨 장애가 일어나기도 한다.

비만은 고지혈증, 혈중 콜레스테롤 상승, 고혈압을 유발하고 심장의 부담을 늘려 심장 박동을 떨어뜨린다. 폐경기 이후에 여성의 비만과 심장병 발병 가능성이 크게 높아지는 것도 바로 콜레스테롤을 조절해 동맥경화와 비만을 막아주던 여성호르몬 분비가 뚝 떨어지기 때문이다. 요즘 들어 이런 비만이 흡연, 운동 부족과 더불어 심혈관 질환을 일으키는 가장 큰 위험 인자로 떠오르고 있다. 심장 기능이 저하되면 혈액의 원활한 공급을 떨어뜨려 비만을 부채질하는 악순환을 일으키기 때문에 뿌리부터 뽑는 것이 결국 관건인 것이다.

혈관을 깨끗하고 튼튼하게 유지하려면 우선 피가 맑아야 한다. 항상 강조하지만 피가 맑으려면 독소의 온상인 장을 깨끗하게 유지하는 것이 가장 중요하다. 그러므로 장 제독 마사지는 장기마사지에서 반드시 해야 하는 필수사항이다.

더불어 갑작스런 심장마비의 가장 큰 위험 요인인 흡연 습관을 버려야 한다. 혈액순환을 돕는 운동도 피를 맑게 하고 심장병을 예방하는 데 중요하다. 운동을 하면 혈액순환의 주체인 심장과 혈관이 튼튼해진다. 하루 만보 걷기만한 보약은 없다.

　지나친 육식과 기름진 음식, 화학조미료를 많이 친 음식도 피를 탁하게 하고 혈관을 지저분하게 만든다. 맑고 담백한 음식, 가공을 덜 거친 자연식을 즐겨야 한다. 한의학에서 심장이 정신을 담고 있다고 했듯이 스트레스에 대한 저항력을 기르고 항상 고요한 마음을 유지해야 심장 건강에 좋다.

　다음의 심장 마사지는 심장의 펌프 기능을 증진시키고 맥박을 조율하는 데 탁월한 효능을 발휘한다. 맥박은 오장육부의 운동 상태를 반영하고 있다. 따라서 맥박이 조율되면 심장을 포함한 오장육부가 조화와 균형을 되찾게 될 것이다.

혈관을 청소해 장 건강을 북돋우는 심장 마사지 방법

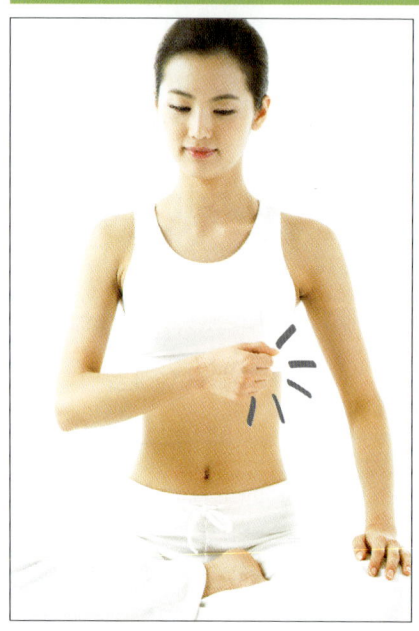

1. 심장 두드리기
손바닥이나 주먹으로 왼쪽 젖가슴 아래 부위를 가볍게 두드린다.

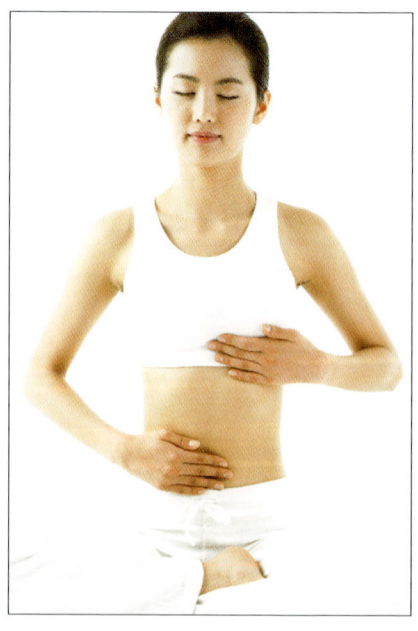

2. 심장 맥박 조율하기
왼손 손바닥은 심장 위에 얹고 오른손 손끝으로는 배꼽 옆 복부 대동맥을 짚는다. 복부 대동맥이 뛸 때가 심장이 박동하는 순간이다. 잠시 심장 박동과 복부 대동맥의 맥박을 고요히 느낀다. 다음 복부 대동맥의 맥박이 뛰는 순간 왼손으로 심장을 펌프질하듯 가볍게 눌러준다. 맥박이 더욱 안정되며 몸과 마음이 고요하고 편안해질 것이다.

장기마사지 효과를 북돋우는 장운동

붕어 운동

천골치기

단전 강화 배 두드리기

엉덩이 돌리기

쪼그려 앉기

허리 회전 운동

뱃살이 쏙 빠지는 장운동 6가지

짐승은 네 발로 걷기 때문에 자연스럽게 엄청난 장운동이 된다. 척추에 매달린 장은 걷기만 해도 출렁출렁 움직이며 구석구석까지 혈액순환이 왕성해진다. 장에 찌꺼기가 남아날 여지조차 없다. 그래서 야생 동물은 변비나 설사가 없고, 변도 완전히 소화·흡수되어 냄새가 나지 않는다. 항간에 산에서 기어 다녀 화제가 되었던 운동법도 호보(虎步)라고 하여 짐승의 걷는 모습을 흉내내는 동작이다.

인간은 직립 보행을 하면서부터 장을 움직이는 기회를 많이 잃어버렸다. 직립하는 인간은 내장이 골반으로 쉽게 처지는 구조를 지녔다. 또한 장이 꼬이거나 소장과 대장이 서로 중첩돼 장벽에 지방덩어리와 노폐물이 끼고 변이 정체되기 쉬워 중요한 장의 기능들이 떨어지는 경향이 있다. 복부비만이 현대의 신종 전염병처럼 급속도로 퍼져나가는 것도 장운동 부족과 무관하지 않을 것이다.

사실 빠르게 걷기나 춤추기, 승마, 줄넘기 같은 운동도 상하좌우의 움직임이 크기 때문에 내장을 많이 운동시켜주는 효과가 있다. 하지만 탈장이 되어 있거나 내장이 심하게 처져 있는 사람이 몸을 상하로 몹시 흔드는 운동을 하면 오히려 역효과가 생길 수 있다. 장기마사지와 함께 하면 더욱 좋은 장운동은 간단한 동작들이지만, 몸의 중심부인 배와 장을 아주 효과적으로 자극해 무엇보다 장의 독소와 내장지방을 없애는 데 좋다. 몸의 에너지를 불필요하게 소모시키지 않고 지방과 노폐물이 잘 빠지게 해 피로에 지치기 쉬운 현대인에게 요긴한 운동이라고 할 수 있다.

누워서, 앉아서, 서서 하는 장운동을 한두 가지씩 소개했다. 아침 기상 후나 저녁 때, 장기마사지를 하기 전에 약 10~20분씩 실시하고 그 외 생활 중에 틈틈이 운동하면 그때그때 삶의 활력을 되찾을 수 있을 것이다.

아침잠을 깨우는 붕어 운동

붕어의 헤엄치는 모습을 본뜬 운동으로 위와 장을 많이 움직여주고 비뚤어진 등뼈를 바로잡아주는 데도 아주 좋다. 잠자리에서 일어나기 전에 하면 잠에 취한 몸을 깨워주고 변비도 없애준다.

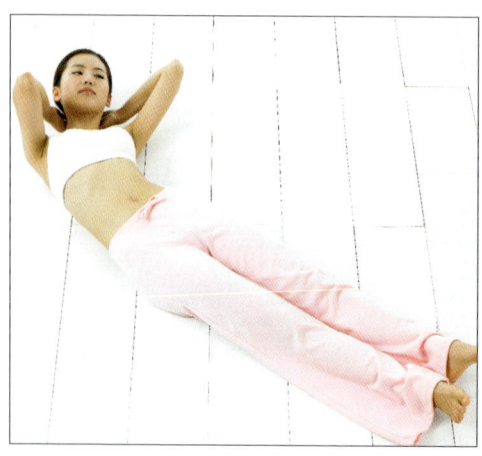

1. 눕기
두 발을 붙여 바르게 누운 상태에서 목 뒤로 깍지를 낀다. 고개는 약간 드는 것이 좋다.

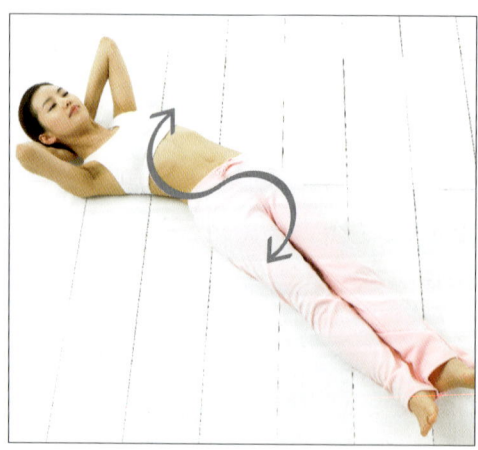

2. 엉덩이 살랑거리기
붕어가 헤엄을 치듯이 엉덩이를 좌우로 살랑살랑 흔든다. 이때 발뒤꿈치를 단단히 붙이고 발가락을 몸 쪽으로 당겨 양 발목이 떨어지지 않도록 주의한다. 힘들면 쉬었다 하기를 반복하며 약 3~5분 동안 실시한다.

비뇨 생식기 건강에 좋은 천골치기

천골은 엉덩이 가운데 위치해 등뼈를 가장 아래에서 떠받들고 있는 뼈로서 비뇨·생식기 기능과 밀접한 관련이 있다. 천골을 자극하면 비뇨 생식기 기능뿐만 아니라 장을 풀고 단전을 강화시키는 효과까지 얻을 수 있다.

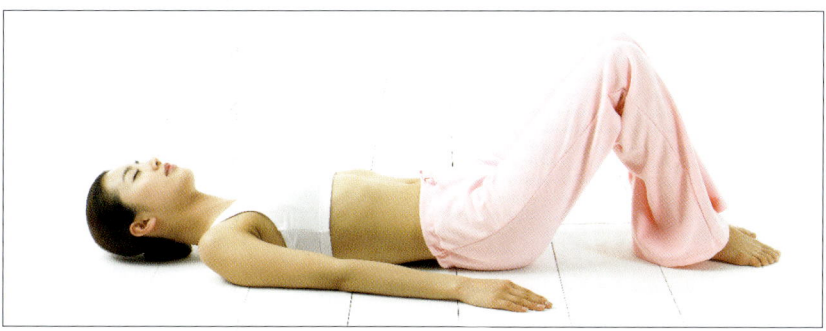

1. 눕기
무릎을 굽힌 채 바닥에 편안한 자세로 눕는다.

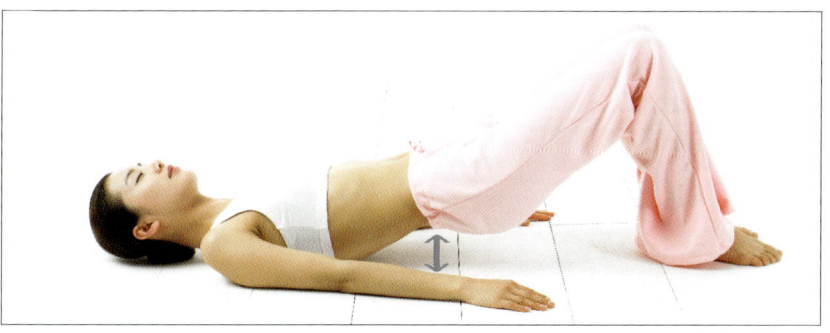

2. 엉덩이 들었다 바닥에 치기
이 자세에서 등은 바닥에 붙인 채 엉덩이를 들었다 약간 아플 정도로 바닥에 친다. 이 동작을 적당한 속도로 5분 동안 반복한다.

활력을 되찾는 단전강화 배 두드리기

아랫배는 단전이 위치하는 부위로 인체의 에너지 발전소이자 창고이다. 힘은 배에서 나온다고 하듯이 뱃심이 있어야 활력도 솟고 오장육부도 건강해진다. 아래 운동을 1~2달 꾸준히 하면 장과 아랫배에 금세 힘이 붙을 것이다.

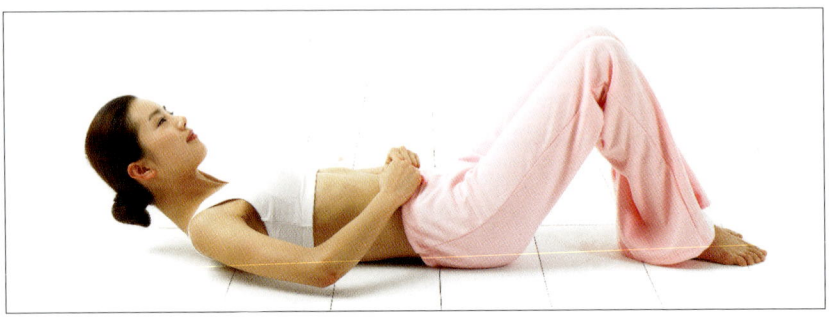

1. 눕기
무릎을 굽힌 채 바닥에 편안한 자세로 눕는다. 손은 주먹을 쥐고 배꼽 양옆에 올려둔다.

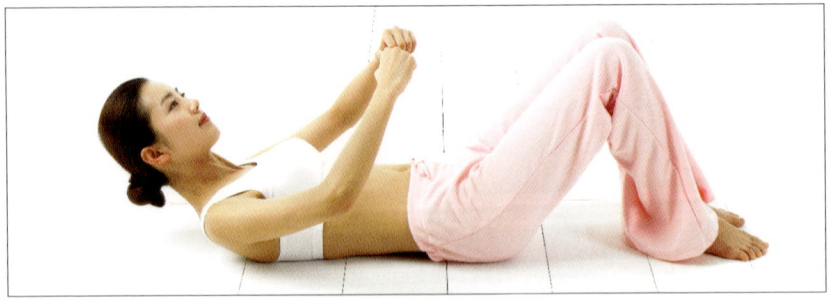

2. 단전 부풀려 두드리기
이 자세에서 머리와 어깨를 최대한 들어올려 숨을 크게 들이쉰다. 숨을 참을 수 있을 때까지 아랫배를 부풀린 다음 북을 치듯이 양 주먹으로 부푼 단전을 빠르게 친 다음 천천히 바닥으로 돌아와 깊은 복부 호흡을 하며 잠시 숨을 고른다. 이 과정을 10회 정도 반복한다.

언제 어디서나 하기 쉬운 엉덩이 돌리기

이 운동은 골반을 유연하게 해줄 뿐만 아니라 장도 많이 움직여준다. 아침에 화장실 가기 전에 따뜻한 물을 두 컵 정도 마시고 이 운동을 실시하면 변량이 많아지면서 변비가 빠르게 좋아진다.

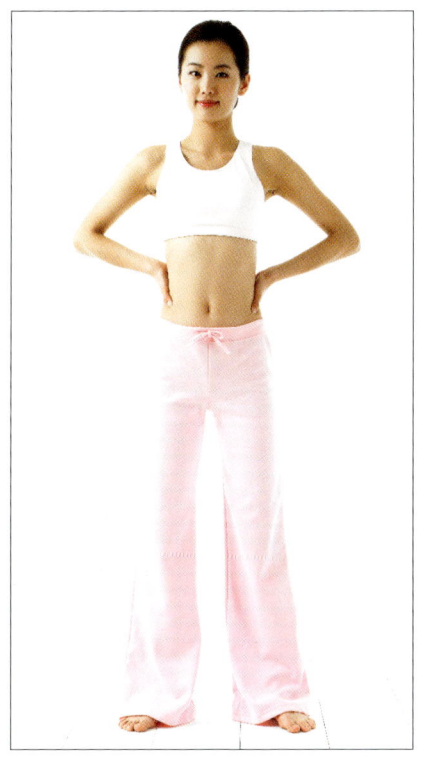

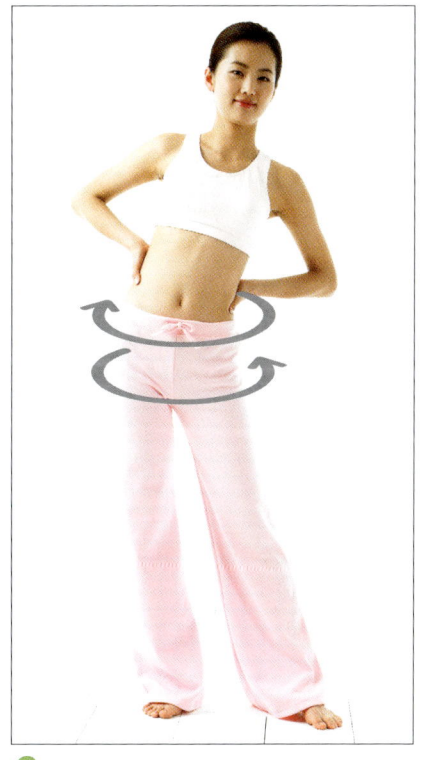

1. 어깨너비로 서기
어깨너비로 서서 양손바닥을 허리에 댄다.

2. 엉덩이 돌리기
엉덩이를 양방향으로 각각 50회 이상 최대한 크게 돌린다.

하체와 함께 단련하는 쪼그려 앉기

머리를 지나치게 많이 쓰는 현대인은 상대적으로 하체가 약하다. 이 운동은 아랫배를 많이 자극해줄 뿐만 아니라 하체를 튼튼하게 해준다.

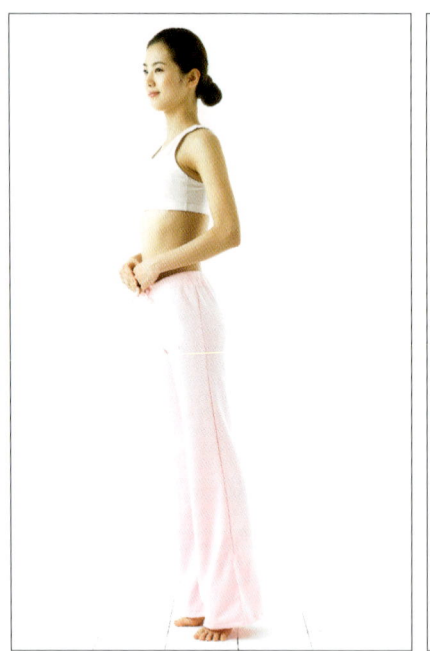 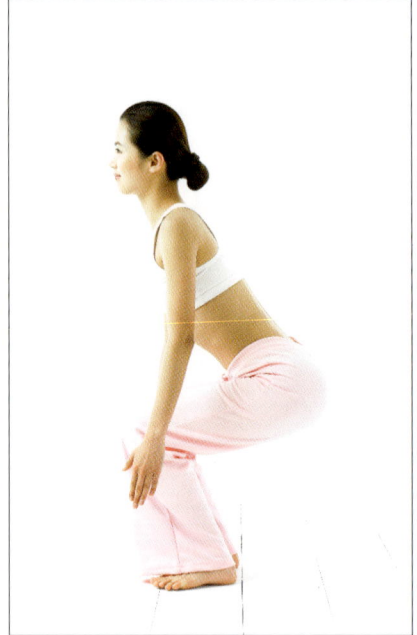

1. 서기
두 발을 붙이고 바르게 선다.

2. 앉았다 일어서기
이 자세에서 천천히 앉았다 서기를 20회 이상 반복한다. 앉을 때 되도록 두 무릎은 붙이고 뒤꿈치를 땅에서 떼면 안 된다. 완전히 쪼그려 앉을 때 뒤꿈치가 들리면 뱃살이 많거나 서혜부(아랫배와 허벅다리 사이의 불두덩 옆 오목한 부분)가 굳어 있기 때문이다. 이러한 사람은 뒤꿈치를 떼지 않고 앉을 수 있는 데까지만 앉고, 점차 자세를 개선해나간다.

인체 상하의 에너지 흐름을 터주는 허리 회전운동

좌우로 허리를 틀면 장운동은 물론, 허리둘레를 흐르고 있는 에너지 통로인 대맥에 자극을 준다. 그러면 허리가 날씬해지고, 인체 위아래의 에너지가 잘 흐른다. 이 운동은 의자나 바닥에 앉아서 해도 좋고, 서서도 쉽게 할 수 있다.

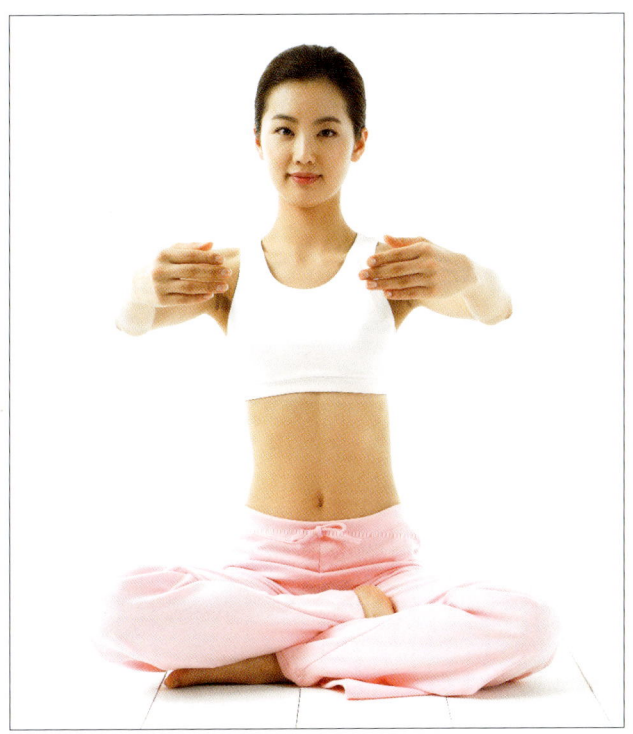

1. 나무 안은 자세 잡기
나무를 안은 자세로 앉거나 선다.

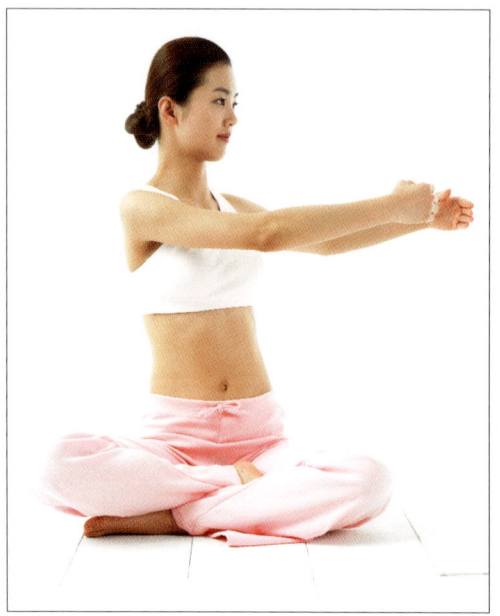

2. 상체 회전하기
그 자세에서 숨을 들이쉰 후, 내쉬면서 왼쪽으로 최대한 틀어준다. 이때 엉덩이는 고정하고 허리 부위부터 등, 목 순서대로 돌아가야 한다.

3. 허리 회전 반복
숨을 들이쉬며 사진1처럼 정면으로 돌아오고, 다시 숨을 내쉬며 반대편으로 힘껏 틀어준다. 30회 정도 반복한다.

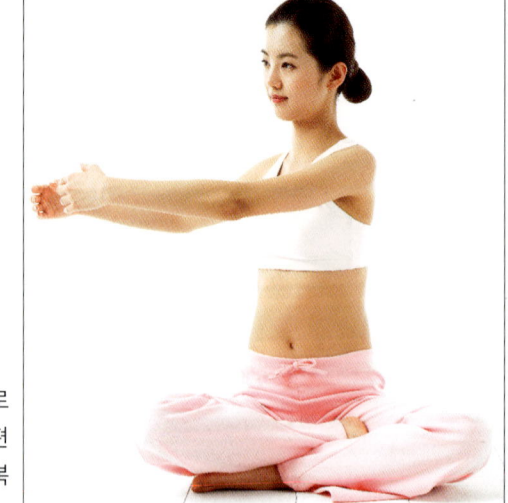

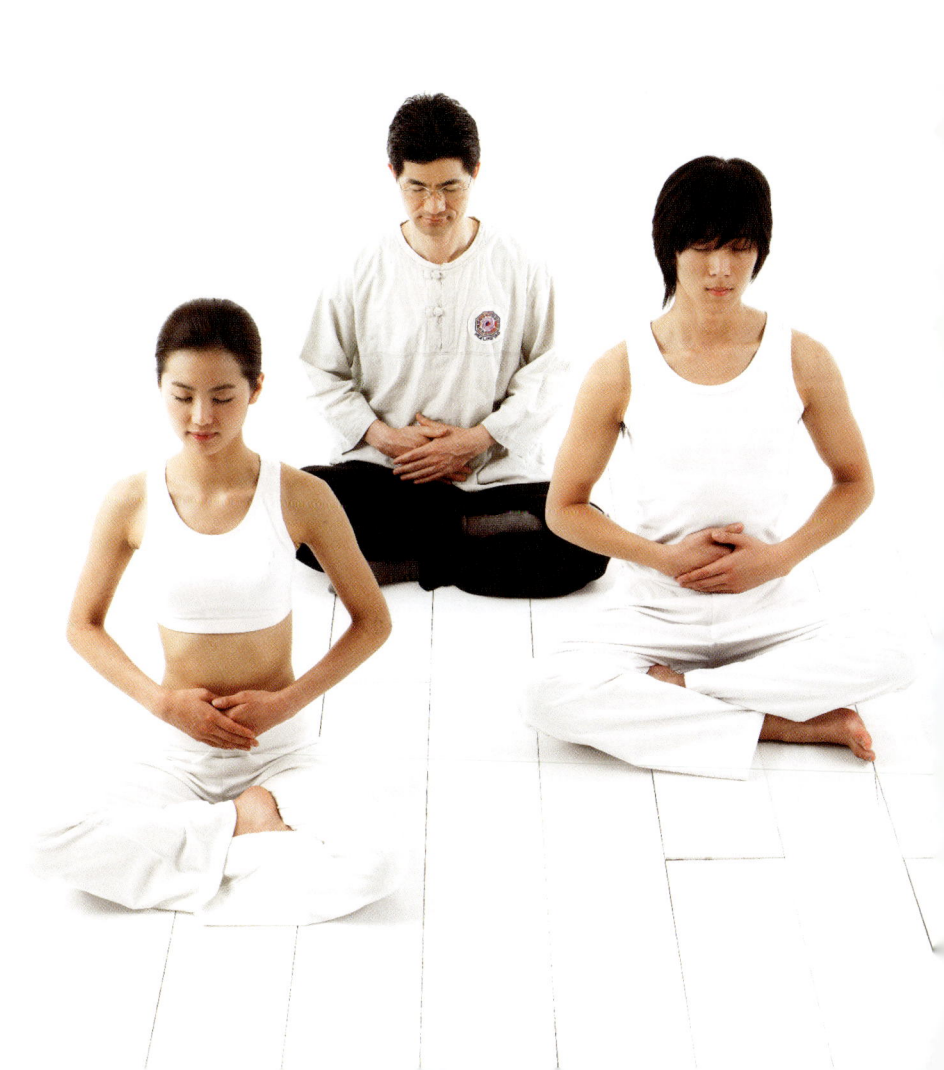

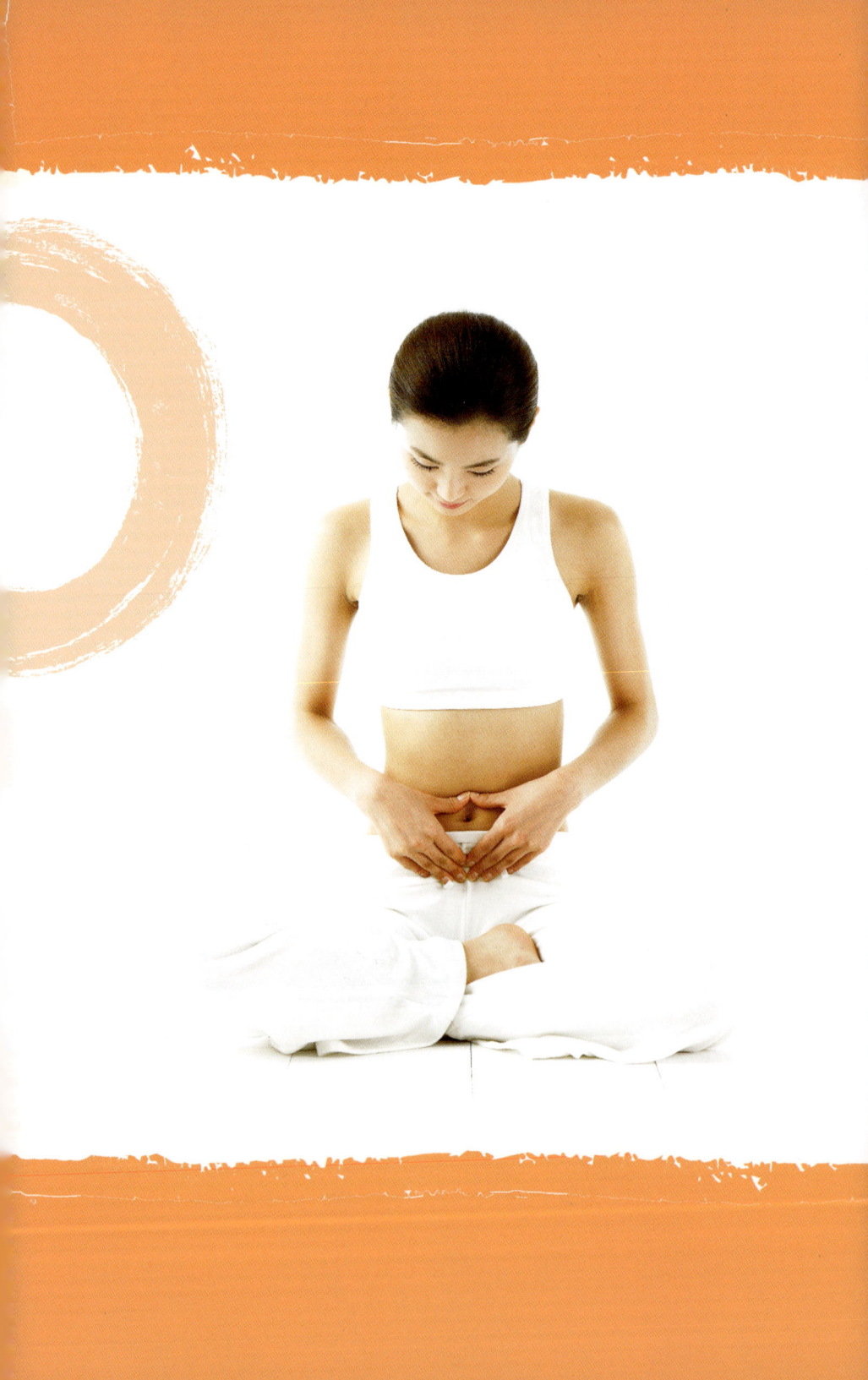

[3부]

내 몸을 살리는 장기마사지

이제 당신은 준비 마사지·기본 마사지·장기별 본 마사지·마무리 마사지 4단계로 이뤄지는 장기마사지와 장기마사지의 효과를 배가할 수 있는 장 운동을 이해했을 것이다. 남녀노소 불문하고 모두 똑같은 장기를 가지고 있지만 나이, 성별, 체형에 따라 장기의 건강 상태나 이것을 되살릴 수 있는 장기마사지 방법은 다르다. 이제 자신의 뱃살 유형이나 연령에 따른 장기마사지 방법은 물론 식생활습관까지 되살릴 수 있는 방법을 제시하려고 한다. 장기마사지의 가장 큰 매력이라면, 몸이 건강해지면서 자연스레 몸의 균형이 잡히고 아름다운 몸매가 되살아난다는 것이다. 게다가 스스로 할 수 있는 간편함까지 생각한다면 이것은 두 마리 토끼를 잡는 것보다 더 큰 '건강 혁명'이다.

뱃살 유형에 따른 장기마사지

뱃살이든 질병이든 그 원인을 알아야 빠르고 정확하게 해결할 수 있다. 뱃살은 질병과 마찬가지로 반드시 어떤 장기 기능의 이상에서 비롯한다. 배를 보고 만져서 뱃살이 생긴 원인을 알아내 그에 따라 장기마사지를 달리 해주어야 한다. 하지만 뱃살 원인은 정확히 구분되는 게 드물며 흔히 복합적으로 나타난다. 생활 요법과 기타 보조 요법을 병행한다면 뱃살 빼기는 훨씬 수월해질 것이며 새로운 삶의 계기도 마련할 수 있다.

풍선처럼 부푼 '가스배' 유형

가스배는 어떤 증상인가?

늘 배가 팽만하게 부풀어 있고, 손가락으로 누르면 팽팽한 저항감이 느껴지는 사람이 있다. 이런 사람은 밥을 먹고 나면 속이 더부룩하고 트림과 방귀가 잦다. 팽팽한 저항감이 없더라도 누르면 속이 심하게 꾸르륵거리며 가스가 차 있는 경우가 많다. 하지만 이렇다고 모두 가스배인 것은 아니다. 장이 약해 수분과 함께 정체되어 있는 경우도 있다는 사실을 알아야 한다.

가스가 차는 것은 주로 위장, 소장, 대장, 간 등 소화기 계통의 기능 장애 때문이다. 위 기능이 약해져 소화 불량이 오면 주로 윗배가 더부룩하고, 소장이 나쁘면 배꼽 주변이 빵빵하다. 대장이 나쁘면 갈비뼈가 들리거나 아랫배가 빵빵한 느낌이 드는데, 이러한 사람은 변비를 앓는 경우가 많다.

가스배에는 어떤 장기마사지가 좋을까?

가스배 유형인 사람은 어느 장기에 문제가 있는지를 파악한 후 그에 따라 위장, 소장, 대장 등 소화기관 중 하나를 집중적으로 마사지하는 것이 좋다. 아울러 간을 꼼꼼하게 마사지해주면 소화 효소가 많이 분비돼 소화에 도움이 된다. 위와 장 계통을 많이 움직여주는 허리 돌리기와 붕어 운동을 많이 해주면 소화기관 활동이 원활해질 뿐만 아니라 허리나 척추 건강의 유연성에도 좋다.

이렇게 장기마사지를 시작하면 단 1회에도 허리둘레가 2~3cm 정도 줄며, 2~3회 마사지만으로 배가 홀쭉해 보인다. 한 달 정도 매일 혹은 2일에 한 번씩 마사지하면 소화기가 뚫려 배가 많이 편안해지고 허리둘레도 5cm 이상 줄어들 것이다. 게다가 손가락으로 누르면 팽팽했던 뱃살이 쑥쑥 쉽게 들어가는 느낌이 든다. 장기마사지를 통해 갇힌 가스가 순환되면서 복부 피부나 배꼽, 트림과 방귀를 통해 빠져나가기 때문이다.

소화기가 나쁜 사람들은 성격이 예민하고 늘 스트레스를 받아 긴장한 상태인 경우가 많다. 명상 다이어트로 마음을 평온하게 하고, 아로마 족욕으로 심신을 이완하면 스트레스로 상기된 열을 가라앉히는 데 좋다.

식사량은 크게 제한하지 않아도 되지만 기름진 뷔페식이나 볶음밥 따위보다는 담백한 음식이 좋다. 또 꼭꼭 씹어 먹는 식습관을 들이면 소화가 잘 되어 가스가 차지 않는다. 아울러 식후에는 허리 돌리기 등 장운동을 가볍게 해주거나 주변을 산책하며 소화를 도와주는 것이 좋다. 과격한 운동보다 빨리 걷기, 스트레칭, 요가 등이 적합하다.

가스배를 없애는 장기마사지		
준비 마사지(5분) ➡	기본 마사지(15분) ➡	비장 마사지(5분)
간 마사지(5분)	➡ 마무리 마사지(5분)	
장운동 : 허리 회전 운동, 엉덩이 돌리기, 붕어 운동		

출렁거리는 '물살' 유형

물살은 어떤 증상인가?

만지면 물렁물렁하고 출렁출렁한 느낌이 들거나 손가락으로 누르면 쉽게 쑥 들어가는 뱃살이 '물살'에 해당한다. 이런 사람은 비장과 신장 기능이 떨어져 수분 대사나 순환 기능이 원활하지 못해 자고 일어나면 팔다리나 얼굴이 자주 붓는다. 요로결석, 요로 폐쇄, 전립선비대증 따위로 오줌이 잘 나오지 않아 아랫배가 수독으로 가득 차 볼록 튀어나오기도 한다.

물살에는 어떤 장기마사지가 좋을까?

준비 마사지와 기본 마사지에 이어 신장 마사지를 하면 물살을 빼는 데 도움이 된다. 장운동은 주로 쪼그려 앉기와 천골치기를 많이 해준다. 쪼그려 앉기는 하체를 강화시켜 신장 기능을 더해주며, 천골치기는 비뇨생식기 계통을 원활하게 뚫어주는 데 좋다.

장기마사지는 신장과 방광의 기능을 원활하게 하여 수분 대사를 촉진시켜 주기 때문에 출렁출렁한 물살이 단기간에 오므라든다. 푸석푸석하고 부은 얼굴이 헐쑥해 보일 정도로 빠지기도 하며, 몸이 단단하게 모여드는 듯하게 느껴진다. 2개월 정도 마사지하면 배의 군살은 사라지고 복부에는 눈에 띄게 탄력이 붙는다.

신장과 방광 계통이 나쁘면 원기가 부족하여 항상 몸이 찌뿌듯하고 처져 있다. 복근운동으로 복근과 아랫배를 단련하면 몸에 기운이 솟는다. 하반신욕으로 몸에 불필요한 수분도 빼내고 몸의 기혈 순환도 도와준다.

평소에 영양이 풍부한 현미밥, 신장에 좋은 검은콩, 검은깨 등 블랙 푸드를 즐겨 먹는 것도 물살을 빼는 데 좋다. 수영, 에어로빅 같은 유산소 운동으로 몸을 부지런하게 움직여주면 더 좋은 효과를 거둘 수 있다.

물살을 없애는 장기마사지

준비 마사지(5분) ➡ 기본 마사지(10분) ➡ 비장 마사지(5분)
신장 마사지(5분) ➡ 마무리 마사지(3분)

장운동 : 쪼그려 앉기, 천골치기, 단전강화 배 두드리기

유난히 아랫배가 나온 '변비살'

변비살은 어떤 증상인가?

유난히 아랫배가 많이 나오거나 오른쪽 늑골이나 왼쪽 늑골이 들려 있는 사람이 있다. 이것은 운동 부족이나 노화로 장의 기능이 떨어져 흡수와 배설 기능이 원활하지 못해 생기는 현상이다. 또한 스트레스 때문에 간이 과열되고 장의 긴장이 과중되면 변비가 되기도 한다. 변비로 숙변이 많이 정체되어 있으면 여드름이나 열성 피부 트러블이 자주 생긴다.

변비살에는 어떤 장기마사지가 좋을까?

장기마사지 중 대장 마사지로 장운동 기능을 되살리고, 간 마사지로 간의 열을 풀어주는 것이 좋다.

변비를 앓고 있다면 특히 장운동을 집중적으로 해줄 필요가 있다. 엉덩이 돌리기, 붕어 운동, 쪼그려 앉기 등 장운동을 장기마사지 전에 10분 정도 해준다. 장의 숙변만 빠져도 배가 쑥 꺼져 보이고 몸무게가 단번에 2~3kg 줄어든다. 마사지 초기에는 장의 숙변이 떨어져나가 변의 양이 많아지고 냄새도 고약하다. 가벼운 변비는 한 달 정도 마사지하면 개선되고, 심한 변비는 석 달 정도 마사지하면 말끔히 사라질 수 있다.

장기마사지를 시작하기 전에 '3일 만에 끝내는 장기 디톡스 프로그램'을 통해 장의 숙변을 청소하면 좋다. 장운동을 돕는 청개구리 호흡과 뱃심을 길러주는 복근운동을 꾸준히 하는 것도 변비살을 없애는 데 도움이 된다. 특히 화장실에서 하면 변을 훨씬 수월하게 볼 수 있다.

식이섬유가 풍부한 현미, 채소와 과일을 충분히 섭취하고, 물을 자주 마셔 배변을 돕는 식습관도 중요하다.

변비살을 없애는 장기마사지
준비 마사지(5분) ➡ 기본 마사지(15분) ➡ 간 마사지(5분)
마무리 마사지(5분)
장운동 : 허리 회전 운동, 엉덩이 돌리기, 쪼그려 앉기, 붕어 운동

거미처럼 팔다리는 가는데 윗배만 나온 '내장지방'

내장지방은 어떤 증상인가?

거미처럼 팔다리는 가는데 윗배만 볼록 튀어나왔거나 날씬해 보이는데 허리선이 없으면 내장비만을 의심해 보아야 한다. 잦은 음주나 고지방식을 즐겨 짧은 기간 동안 허리가 굵어진 사람들에게 많이 보인다. 내장지방은 피하지방보다 대사증후군을 더욱 심하게 일으켜 당뇨, 고혈압, 심장병, 고지혈증 등 성인병을 일으킬 확률이 더 높다.

'뱃속의 시한폭탄'이라 불리는 내장비만이 생기는 원인은 장의 독소로 노폐물이 쌓이고 이어서 간 기능이 떨어져 지방 대사 기능에 이상이 생겨 지방이 과도하게 장 안이나 장 밖에 들러붙기 때문이다. 내장비만에는 주로 변비나 가스 차는 더부룩함이 동반되는 경우가 많으며, 심하게 진행되면 체지방까지 쌓일 수 있다.

내장지방에는 어떤 장기마사지가 좋을까?

내장지방은 잘 붙기도 하지만 잘 빠지기도 한다. 내장지방은 언제나 에너지로 쓰일 준비가 되어 있기 때문이다.

내장비만은 주로 장과 간을 해독하는 마사지와 함께 엉덩이 돌리기, 붕어운동 등 장운동을 해주면 쉽게 해결된다.

장을 꼼꼼하게 마사지하면 우선 장벽의 주름에 낀 기름때와 노폐물, 숙변이 말끔히 빠진다. 장의 탄력이 회복되면 장의 모공을 통해 장 밖의 지방이나 노폐물도 재흡수해 배설하기도 한다. 이때 기름때 묻은 반질반질한 변이 나오기도 하고, 누런 기름덩어리가 엉켜 함께 배설되기도 한다.

날씬하면서 허리선이 없거나 배만 볼록한 사람도 약 한 달 동안 장기마사지를 실시하면 허리선이 예쁘게 살아난다. 하지만 피하지방까지 많이 낀 경우에는 석 달 이상 관리해야 배 둘레가 뚜렷하게 줄어드는 결과를 얻을 수 있다.

내장지방의 분해를 돕는 청개구리 호흡을 꾸준히 하면서 명상 다이어트를 병행하면 마음을 편안하게 하고 상기된 열을 내려 몸을 조화롭게 만들 수 있다.

무엇보다 술을 줄이고 고지방식을 피하며, 천천히 꼭꼭 씹어 먹는 식습관을 들이고 과식하지 않는 식습관과 빨리 걷기, 자전거 타기 등 유산소 운동을 하루 30분 이상 꾸준히 하면 더욱 건강해지고 빠른 효과를 볼 수 있다.

내장지방을 없애는 장기마사지
준비 마사지(5분) ➡ 기본 마사지(20분) ➡ 간 마사지(10분)
➡ 마무리 마사지(3분)
장운동 : 엉덩이 돌리기, 붕어 운동

손에 한 움큼 잡히는 '피하지방' 유형

피하지방은 어떤 증상인가?

피하지방은 늘어진 뱃살과 단단한 뱃살로 대별된다. 여성에게 많은 늘어진 뱃살은 울퉁불퉁하거나 튼살로 보이고 꼬집으면 한 움큼 잡힌다. 단단한 뱃살은 피하지방이 독소와 함께 뭉쳐져 단단해진 상태로 꼬집어도 잘 잡히지 않고 몹시 아프다.

늘어진 뱃살은 임신 중이나 후의 고열량식이나 운동 부족, 노화에 따른 활동 부족과 장기 기능 저하에 의해 많이 생긴다. 피하지방이 많이 낀 상태에서 장의 독소가 피부로 올라오면서 지방이 뭉치면 단단한 뱃살로 발전하게 되거나 울퉁불퉁한 셀룰라이트로 변형된다.

피하지방 역시 장과 간이 좋지 않고 신장 기능까지 떨어져 심해지는 경우가 많다. 아울러 피하지방은 내장지방과 함께 진행되는 경우가 많다. 내장지방이 심하게 진행되면서 내장지방에서 떨어져 나온 유리 지방산이 혈류를 타고 피부 밑에 쌓여 피하지방이 되는 것이다. 출산, 복부 절개 수술, 노화 등은 피하에 지방이 쌓이기 좋은 환경을 조성한다. 따라서 누구보다 중년 이후의 여성은 피하지방을 경계하고 이를 해결하는 방법을 찾아야 한다.

피하지방에는 어떤 장기마사지가 좋을까?

피하지방 분해 마사지는 뱃살을 꼬집어 비틀며 쥐어짜듯 지방의 분해를 촉진시키는 마사지이다. 약간 아플 정도로 살을 쥐어짜듯 주무르면 먼저 딱딱한 피하지방은 흐물흐물하게 풀리기 시작한다. 부드러워진 피하지방은 근육에 흡수되거나 다른 근육으로 이동하면서 감소되거나 소변이나 대변을 통해 배출된다.

피하지방에는 장운동을 꾸준히 실천하고, 특히 단전을 단련하는 배 두드리기를 많이 실시하는 것이 좋다. 단전이 뜨거워지고 힘이 생기면 배 전체가 따뜻해지고 장기 기능이 살아나 피하지방이 빠르게 분해되기 시작한다.

약간 튼살이나 처진 살은 장기마사지를 한두 달 동안만 해도 피부에 빠르게 탄력이 생기고 맑아진다. 하지만 한 움큼 잡힐 정도로 두꺼운 피하지방은 적어도 4개월 이상 마사지해야 눈에 띄는 효과가 나타나기 시작한다. 하지만 궁극적으로는 피하지방뿐만 아니라 내장지방을 함께 없애야 요요현상을 예방할 수 있다.

'3일 만에 끝내는 장기 디톡스' 프로그램으로 단기간에 내장의 독소를 청소하고 식습관을 변화시키는 계기를 만드는 것도 좋다. 하반신욕으로 정신의 피로를 해소하고 신체의 혈액순환을 원활하게 만드는 것도 피하지방을 없애는 좋은 방법이다. 목욕 중에 피하지방 분해 마사지를 하면 마사지의 효과를 극대화시킬 수 있다.

현미밥, 잡곡밥 등 자연식 위주의 식단으로 식사량을 하루 1,500kcal 이하로 제한하면 장기마사지의 효과를 빠르게 볼 수 있다. 장기마사지를 하면 장의 만복감 신호가 뇌의 식욕 중추로 빨리 전달되어 과식을 피하는 데 큰 도움이 된다. 또한 식욕 조절을 돕기 위해서 기아감을 즉시 잠재우는 파도호흡을 자주 실시하는 것도 도움이 된다.

아침저녁으로 복근운동을 틈틈이 하면 배 근육을 키워 트고 늘어난 피부에 탄력을 줄 수 있을 뿐만 아니라 기초 대사량을 늘려 지방 연소를 촉진시킬 수 있다. 근육이 늘어나면 기초 대사량이 높아지긴 하지만 그다지 많은 칼로리를 소모할 수 없으므로 빨리 걷기, 수영, 테니스 등 적절한 운동을 취미삼아 꾸준히 하는 것도 피하지방 없이 건강하고 아름다운 몸을 유지할 수 있는 방법이다.

피하지방을 없애는 장기마사지

준비 마사지(5분)	➡	기본 마사지(10분)	➡	피하지방 분해 마사지(10분)
간 마사지(5분)	➡	신장 마사지(5분)	➡	마무리 마사지(3분)

장운동 : 허리 회전 운동, 붕어 운동, 단전강화 배 두드리기

뱃살 모양 살피기

이렇게 자신의 뱃살 유형을 파악했다면 이제 배 모양을 살펴보고 뱃살 비만의 원인을 좀 더 정확히 파악하도록 한다. 이를테면 배 모양이 아랫배 볼록형이면 피하지방 때문인지, 변비나 가스, 혹은 내장하수 때문인지 따져보아야 한다. 하지만 한 가지 원인이 진행되어 여러 양태로 나타날 수 있다는 사실을 유의할 필요가 있다.

배 모양	특징	원인
윗배 볼록형 (거미형)	· 거미처럼 팔, 다리는 가는 반면, 윗배만 볼록 튀어나왔다. · 내장비만인 경우가 많아 날씬해 보이는 사람들에게도 있을 수 있다. · 과식을 일삼고 고지방식을 즐기는 사람들에게 많이 보인다.	· **피하지방** : 장이나 장간막 사이사이에 내장지방이 많이 끼어 있거나, 위장 기능 장애로 가스가 자주 차 있기 때문이다.
아랫배 볼록형 (캥거루형)	· 캥거루처럼 아랫배가 볼록 튀어나왔고 허벅지와 엉덩이에도 지방이 두툼하게 쌓여 있는 경우가 많다. · 변비가 심하고 활동량이 부족한 여성에게서 흔히 나타나는 유형이다. · 피하지방이 많은 곳은 혈액순환 장애가 생기고 지방세포가 섬유화(셀룰라이트)되어 피부는 귤껍질마냥 울퉁불퉁해진다.	· **피하지방** : 여성호르몬의 영향으로 피하에 지방이 쌓인다. · **변비** : 대장에 숙변이 많이 끼어 있다. · **가스** : 소장이나 대장 기능 장애로 가스가 자주 찬다. · **내장하수** : 소장이나 위가 처져 있다
배불뚝이형 (맹꽁이형)	· 맹꽁이처럼 윗배와 아랫배가 모두 볼록 튀어나와 둥그스름하게 연결된 모양으로 전신비만인 경우가 많다. · 피하지방과 내장지방이 같이 늘어나 각종 성인병과 관련한 합병증이 가장 많이 생기는 위험한 유형이다. · 어려서부터 소아비만인 경우가 많아 지방 세포의 수가 늘어나 있어 다른 비만보다 살빼기가 힘들다. · 다른 형태의 복부비만이 심해지면 남산형 복부비만으로 진행된다.	· **피하지방** : 소아때부터 지방 세포수가 증가한다. · **물렁물렁한 피하지방형** : 지방세포가 섬유화되기 전의 형태이다. · **단단한 피하지방형** : 피하지방이 독소와 결합되어 점차 딱딱해지고 지방세포가 섬유화됨에 따라 셀룰라이트로 발전하게 된다. · **피하지방과 내장지방 혼합형** : 장과 간의 기능 장애로 지방이 장 안과 복강에 꽉 차 있다.
옆구리 볼록형 (불도그형)	· 불도그처럼 바지를 입어도 허리살이 옆으로 비져 나오는 유형으로 출산 후에 주로 나타난다. · 아랫배 볼록형처럼 주로 피하지방이 원인이지만, 피부에 탄력이 없고 늘어져 있어 외관이 차이가 현저하다. · 보통 튼살과 함께 보이며 피하에는 몽글몽글한 응어리와 셀룰라이트가 많이 잡힌다.	· **피하지방** : 임신중·후의 과다 섭취와 운동 부족. 여성 비만의 60% 이상이 산후 비만 · **피하지방과 내장지방 혼합형** : 임신중 장, 간, 신장 기능 약화로 피하·내장지방 동시 증가 · **물배** : 산후 신장 기능 약화로 수분 대사 기능이 떨어져 복부에 수분이 정체된다. · **내장하수** : 출산으로 회음부 근육이 약해되어 장이나 방광 등 장기들이 처진다. · **허약형, 노화비만형** : 몸의 허약이나 노화로 복부 피부가 늘어지고 장기들이 처진다.

'아가씨 비만'을 위한 장기마사지
건강한 몸매 미인이 되자!

　최근 지나칠 만큼 몸에 집중하는 젊은 여성의 다이어트 현실을 들여다보면 오히려 건강을 망치고 있다는 느낌을 지울 수 없다. 몸을 건강하게 하면 자연스레 군살이 빠지고 아름다운 몸매와 적당한 몸무게를 유지할 수 있는데, 혹독한 전쟁을 치르듯 정작 건강은 안중에도 없이 치열해 보이기만 해 안타까울 따름이다.
　심지어 정상 체중을 가진 여성의 과반수가 과체중이나 비만으로 생각하는 것으로 조사된 걸 보면 나 혼자의 기우만은 아닌 것 같다.
　작년 보건복지부가 발간한 <한국의 여성 건강 통계집>에 따르면 20세 이상 여성의 34.4%가 표준 체중 범주에 있으면서도 자신을 비만이라고 느끼는 것으로 나타났다. 특히 20~24세의 경우 정상인데도 뚱뚱하다고 생각하는 비율이 18.9%나 됐다.

아가씨 뱃살에는 내장지방이 많다!

젊은 여성층의 비만이 크게 증가하는 것도 엄연한 현실이다.

거기에는 소아 비만이 고질화되어 성인 비만으로 이어지는 원인도 한몫하고 있다. 비만한 아동기에 생긴 소화 기능의 이상 탓에 자신도 모르게 과식하는 습관이 고쳐지지 않는 것이다. 또한 어릴 때 패스트푸드에 길들여진 입맛도 그대로 이어진다. 소아비만처럼 미혼 여성의 80% 이상이 잘못된 식습관과 운동 부족으로 자신도 모르게 뚱뚱해진다.

더구나 직장 여성이 늘면서 잦은 야근에 불규칙한 업무로 식사 시간을 놓치거나 고열량 야식을 하는 경우가 많다. 바쁘다는 핑계로 아침을 거르기 일쑤이고 그에 따라 과식하는 일이 잦아지게 된다. 여성의 사회적 지위와 요구가 커짐에 따라 직장 스트레스도 아가씨 비만을 부추기는 주요한 요인으로 자리 잡았다.

'아가씨 뱃살'은 내장지방률이 높다는 데 큰 문제가 있다. 장기마사지 교육을 하다 보면 팔다리는 가는데 배만 볼록한 항아리형 비만을 지닌 여성들을 많이 발견하곤 한다. 이들은 거의 뱃속에 내장지방을 그득 쌓아두고 있다고 보아도 틀리지 않는다. 전체적으로 날씬하더라도 허리선이 없다면 내장지방을 의심해볼 필요가 있다.

앞에서 언급했듯이 내장지방은 대사증후군을 쉽게 유발해 고지혈증, 지방간, 고혈압, 당뇨병 등의 원인이 된다. 젊은 시절의 비만이 중·장년층의 주요 사망원인인 심장·뇌혈관 질환을 일으킬 확률이 높다는 건 이미 오래전에 알려진 이야기이다. 건강은 젊었을 때부터 다져 놓아야 하는데 이미

비만으로 몸의 균형이 무너졌으니 나이를 먹으면 여러 병에 시달리게 되는 것은 불을 보듯 뻔하다.

숨 가쁜 다이어트는 건강을 낭떠러지로 내몬다!

아가씨들은 급한 마음에 건강은 생각하지 않고 검증되지 않은 식품을 먹거나 무조건 굶는 방법 등 근시안적인 다이어트에 치중하는 경향이 있다. 문제는 단기간에 살을 빼려다 후유증을 겪는 사례가 빈번하다는 것. 복통, 설사, 변비, 소화 장애, 생리불순, 불임, 골다공증, 피부 트러블 등 신체적인 증상뿐만 아니라 우울증, 신경질 등 정신적인 증상까지 유발될 수 있다는 사실이다. 정말 심각한 문제는 이 같은 증상이 되풀이되면서 폭식증, 거식증 등 식이장애가 나타나 숨질 수도 있다는 사실이다.

섣부른 다이어트는 요요현상을 가져와 되레 비만이 심해지기도 하고, 요요현상을 거듭 경험하다 보면 '난 아무것도 할 수 없어' 하는 좌절감에 빠져버리기도 한다.

장기마사지는 건강하게 살을 뺄 수 있는 최상의 다이어트 운동법이다. 장기 해독을 통해 장기 기능과 밸런스를 되찾아 스스로 조절하는 힘을 길러주기 때문이다. 특히 내장지방은 언제나 에너지로 쓰일 준비가 되어 있기 때문에 깊은 마사지 자극으로 비교적 잘 빠진다.

허리 회전 운동, 붕어 운동 등 장운동을 10분 정도 한 후, 장과 간 위주로 20분 정도 마사지해주면 뱃살이 속부터 빠지기 시작할 것이다. 내장 기능만 회복해도 식사 조절이 수월해지지만, 식이요법과 운동을 병행한다면 더욱 완벽한 다이어트가 된다. 아가씨들은 젊은 나이이기 때문에 한두 달 정도만 열심히 장기마사지를 해도 허리선이 돋보이고 체중까지 줄일 수 있다.

아가씨 뱃살 빼기 위한 장기마사지

허리 회전 운동, 천골치기, 붕어 운동 위주로 장운동을 10분 정도 실시한다.

준비 마사지(5분) → 기본 마사지(20분) → 간 마사지(10분) → 마무리 마사지(3분)

일주일에 2~3번 정도는 배푸리를 이용하여 배를 깊이 풀어준다.

몸매 미인으로 거듭나는 생활습관 5계명

1. 천천히 먹는 습관을 들여 폭식과 과식을 피한다.
2. 하루 세 끼 식사 시간을 지키고 야식, 간식 등을 피한다.
3. 라면, 햄버거, 피자 등 인스턴트 음식을 먹지 않는다.
4. 많이 걷는 등 평소 자주 움직인다.
5. 스트레스를 받으면 먹는 것으로 푸는 사람이 많은데 이것은 절대 금물이다.

'아줌마 비만'을 위한 장기마사지
임신, 출산을 탓하지 마라!

여성의 경우 임신과 출산을 거치는 30대 이후 단연 비만이 급증한다.

2002년 보건복지부의 <한국의 여성 건강 통계집>에 따르면 20세 이상 성인 여성의 44.1%가 복부비만으로 판정됐고, 체중이 정상 범위를 넘어선 비만 여성은 29.4%였다. 특히 45~64세 여성의 61.4%와 42.5%가 각각 복부비만과 체중비만으로 나타났다. 중년 여성 중 반 이상이 복부비만으로 한국도 이제 몸무게로 몸살을 앓고 있는 것이다.

펑퍼짐한 아줌마들의 한결같은 변명은 임신과 출산이다. 실제로 출산 6개월 뒤 임신 전 몸무게를 유지하는 여성은 전체의 28%에 불과하다고 한다. 하지만 임신 전부터 세밀한 작전을 세워서 실천하면 출산 후에도 아가씨 같은 몸매를 유지할 수 있다.

장기마사지는 임신과 출산 과정에서 몸매와 건강을 지켜주는 탁월한 효과를 발휘한다. 임신 중에는 호르몬의 변화뿐만 아니라 자궁이 커짐에 따라 소화불량, 변비, 호흡곤란, 하지의 혈액순환 장애 등 여러 장기의 기능 장애와 새로운 환경에 대한 불안 등 많은 심신의 변화를 겪게 된다. 이런 과정에서 장기마사지를 하면 최소한의 시간과 노력으로 신체 변화에 적응하게 되고 심리적 안정을 얻으며, 게다가 총명하고 건강한 아기까지 얻을 수 있다. 그야말로 일석이조는 이를 두고 하는 말이 아닐 수 없다.

출산 후 장기마사지는 늘어난 자궁을 복원하고 트고 처진 뱃살을 출산 전의 상태로 되돌리는 데 탁월하다. 출산 후 몸이 빠르게 회복되는 3개월 내에 장기마사지를 한다면 처녀 때의 몸매를 쉽게 되찾을 수 있다.

이제 임신과 출산 시기별로 장기마사지를 하는 구체적인 방법을 알아보자. 태교 장기마사지는 임산부 자신이 할 수도 있지만, 남편이나 가족이 사랑의 마음을 담고 해주면 더욱 좋다.

임신 전에 하면 좋은 장기마사지

임신 전 장기마사지를 하면 자궁이 튼튼해지고 자궁 내 환경이 청결해져서 건강하고 지혜로운 아기를 잉태하는 밑거름이 된다. 임신 중의 장기마사지는 소화불량, 변비, 호흡곤란 등 산모가 겪게 되는 기능 장애를 덜어줄 뿐만 아니라 태아의 신체적·정신적 발육을 돕기도 한다. 또 산모의 자궁 수축력과 뱃심을 길러주어 자연분만을 용이하게 해준다. 장기마사지를 꾸준히 실천해온 한 여성 회원은 45세 초산인데도 자연분만으로 아기를 순산하여 그 병원 의사와 주위 사람들을 놀라게 한 일이 있다.

임신 전의 자궁 건강과 청결을 위한 장기마사지
자궁 주무르기 ➡ 난소 원형 마사지하기 ➡ 자궁과 난소 문지르기

임신 중기에 하면 좋은 장기마사지

당신이 임신 계획을 세웠으면 강한 마사지는 피하는 것이 좋다. 임신 후 첫 한두 달은 모르고 지나가는 경우가 많으므로 자기도 모르게 장기를 강하게 자극해 유산될 위험이 있기 때문이다. 따라서 임신 4개월까지는 아랫배나 배꼽 주변을 가볍게 문질러주기만 해도 좋다. 배의 에너지 흐름이 좋아지고 따뜻한 기운이 뱃속으로 들어가 산모와 태아 모두에게 좋은 약이 될 것이다.

임신 중기의 장기마사지

1. **윗배 열어주기** : 임신 5개월부터 자궁이 배꼽 위로 팽창하여 호흡곤란, 소화불량, 변비가 생기기 쉽다. 양손 끝으로 갈비뼈 맨 아래의 활처럼 생긴 부분인 늑골궁 아래를 꾹꾹 주무르며 윗배를 풀어준다. 호흡이 편해지고 위장도 마사지되어 속쓰림이나 소화불량도 좋아진다. 한편 태아가 자랄 수 있는 공간도 확보돼 한결 배가 편해질 것이다.

2. **신장 마사지** : 자궁이 팽창하면서 정맥이 눌려 정맥류나 하지 부종이 생기기 쉽다. 또 임신 중 신장의 기운을 많이 쓰기 때문에 아랫배가 더욱 냉해지고 수분 대사 기능이 떨어져 팔, 다리, 얼굴이 부어오른다. 양손으로 등 뒤의 허리 부위를 아래 위나 원형으로 문질러주어 신장에 활력을 불어넣어준다.

3. **태아 마사지** : 임신 7개월째부터는 태아가 제법 자라기 때문에 태아를 직접 만질 수 있다. 태아의 등, 엉덩이, 다리 등을 부드럽게 만지며 마사지해준다. 태아도 꿈틀대며 어머니의 접촉을 아주 좋아하는 것을 느낄 수 있을 것이다. 태아는 촉감이 가장 많이 발달하고 사랑의 접촉을 통해 신체적·정서적 성장 발육이 촉진된다는 연구 결과가 수없이 발표되었다.

임신 중에는 태아를 위한답시고 마음껏 먹는 것을 경계할 필요가 있다. 임신 중 지나친 체중 증가는 산후 비만의 원인이 될 뿐만 아니라 각종 임신 합병증, 태아 비만, 난산, 제왕절개 분만의 원인도 된다. 특히 태아 비만은 그 비만형질이 지속되어 커서도 비만을 일으키기 쉽다고 한다.

임신 중 매일 몸무게를 체크하여 임신 초 19주 동안은 4.5kg 이상 늘지 않도록 하고 정상체중일 경우 총 임신 기간 중 11~16kg 이상 넘지 않도록 주의한다. 스트레스성 폭식과 간식, 야식을 경계하고 보약, 열량이 높은 음식을 무턱대고 먹지 말아야 한다. 임신 중에도 산책, 수영, 요가, 스트레칭 등 규칙적인 운동을 게을리 하지 말아야 한다.

임신 말기에 하면 좋은 장기마사지

임신 후반기에는 골반의 관절들이 늘어나 허리와 골반에 통증이 심해지고, 태아가 방광을 눌러 소변이 자주 마렵고 치질과 변비로 고생하기도 한다. 이 기간에는 통증이 생길 때마다 우선 치골과 천골을 시원한 느낌이 들도록 세게 눌러준다. 또한 하루 50회씩 두 차례 정도 항문 죄기 운동으로 치질을 예방하고 출산이 용이하도록 PC근육도 단련한다. PC근육은 성기관을 감싸고 있는 성 근육으로, 이를 단련하면 출산이 손쉽고 출산 후 요실금도 예방할 수 있다.

이러한 장기마사지에 앞서 가장 중요한 것은 산모의 마음가짐이다. 출산에 대한 두려움보다 설렘으로 건강하고 총명한 아기를 맞이할 준비를 한다.

임신 말기에 하면 좋은 장기마사지

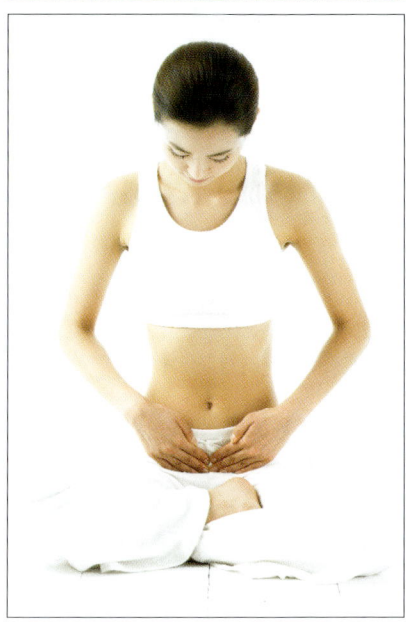

1. 치골 지압하기
태아가 방광을 눌러 소변이 자주 마렵고 치질과 변비로 고생할 때 하면 좋다.

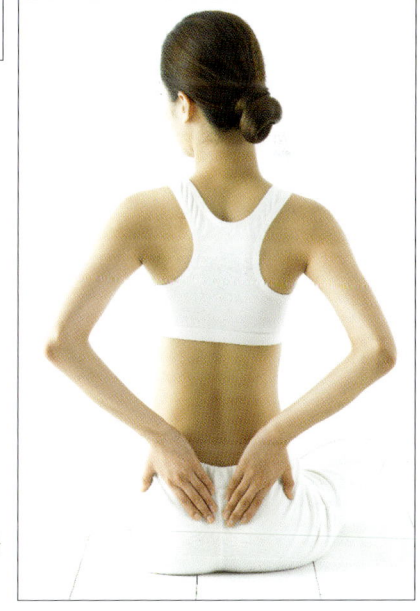

2. 천골 지압하기
천골을 시원한 느낌이 들도록 눌러주면 태아와 산모 모두에게 좋다

출산 회복을 위한 장기마사지

출산 후에는 6개월 안에 몸무게를 출산 전과 같이 회복하도록 노력해야 한다. 임신 중 증가한 체중은 분만과 동시에 평균 5.5kg, 분만 2주까지 추가로 4kg, 한 달 반 정도가 지나면 7~8kg이 감소해 3개월이 지나면 서서히 임신 전 몸무게로 돌아온다. 하지만 임신 중 태아를 보호하기 위해 복부와 허벅지, 엉덩이 등에 쌓인 지방은 출산 후에도 평균 3~5kg 정도 잘 빠지지 않고 남아 있고, 튼살과 처진 뱃살로 체형이 망가지기도 한다. 따라서 출산 후 3개월을 놓치지 말고 체계적인 체중 감량과 몸매 관리를 해야 한다.

특히 몸을 푼 산모들은 몸조리를 한다며 집안에 누워서 곤 잉어나 가물치 따위의 고열량 음식을 먹는데 이것은 절대 금물이다. 몸에 좋다고 무조건 먹지 말고 두부, 콩, 생선 등 고단백 음식과 미역, 다시마, 양배추, 오이, 당근 등 저칼로리 식품을 즐겨 먹는 게 좋다. 수유하는 산모라도 400~600Kcal만 섭취하면 충분하기 때문에, 지나치게 식사량을 늘리면 고스란히 비만으로 이어지게 된다.

출산 후 6주까지는 골반과 자궁, 여러 내분비 기능이 제자리를 찾는 과정이므로 항문괄약근 죄기, 골반 운동, 스트레칭 등 가벼운 운동을 하다가 6주 이후부터는 빠르게 걷기, 산책 등 운동량을 늘려나간다. 윗몸 일으키기, 누워서 다리 올리기 등 복근운동은 임신 때 트고 처진 뱃살을 탄력 있게 회복하는 데 좋다. 근육이 늘어나면 그만큼 칼로리를 많이 소모하여 지방을 연소시키는 데 효과적이기도 하다.

출산 회복 · '아줌마 뱃살'을 무찌르는 장기마사지

유방 마사지

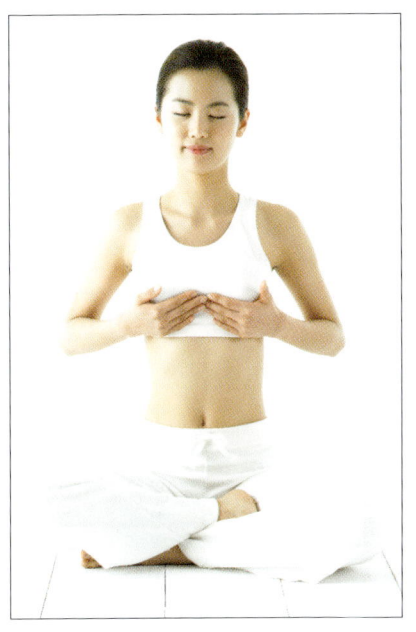

유방 마사지는 가슴 탄력을 회복하는 데도 좋고, 통증이나 유선염 등 유방 트러블을 예방하고 젖이 잘 나오게 하는 데도 큰 도움이 된다. 출산 당일에는 유두를 엄지와 검지로 짜내듯이 눌러 유관을 열어주는 마사지를 한다. 그리고 양손바닥으로 양쪽 유방을 압박하듯 36회 이상 원형으로 마사지한다. 유방 마사지는 가슴의 에너지를 활성화하고 가슴이 처지는 것을 막아준다.

아랫배 마사지

출산 후에는 피하지방이 늘어지면서 튼살을 비집고 급속도로 붙는다. 특히 제왕절개를 한 경우 절개 부분이 몸의 기혈 순환을 방해해 뱃살이 잔뜩 붙을 확률이 커진다. 또 신장의 기운이 소진된 상태에서 아랫배가 냉해지고 이를 보호하기 위해 체지방이 쌓이기도 한다. 체지방이 고착화되는 것을 예방하기 위해서라도 복부 피부 탄력을 회복하는 게 급선무이다.

비틀어 짜기

　피부의 탄력을 회복하고 피하지방을 녹이는 가장 좋은 방법은 비틀어 짜기이다. 하루 20분 정도 늘어진 뱃살을 잡고 세게 비틀어 짜면서 주무른다. 제왕절개를 한 경우 출산 후 4주 정도 지나 수술 부위가 완전히 아문 후에 비틀어 짜기를 해야 한다. 이 마사지는 수술 부위의 기혈 정체를 터주어 지방이 끼는 것을 막아준다. 하지만 상처가 아물기 전까지는 가볍게 문질러주는 정도가 좋다.

　따뜻한 물속에서 비틀어 짜기를 하면 지방 분해가 더욱 촉진된다. 천일염 100g 정도를 더운 물(39~40℃)에 풀거나 말린 쑥, 무시래기 중 한 가지를 약 50g 정도 목면 자루에 넣어 30분 정도 우려낸다. 지방 분해와 탄력 회복에 도움이 되는 제라늄, 클라리세이지, 사이프러스, 히솝 등이 포함된 아로마 오일을 넣어도 좋다. 배꼽까지 하반신만 담그고 상반신은 감기가 들지 않도록 수건을 두른다. 욕조에 앉은 자세로 배꼽 주변을 시계방향으로 5분 정도 문지르고 배 곳곳을 힘껏 주무른다. 그 다음, 아랫배와 허리 부위를 노폐물을 짜내듯 20분간 골고루 비틀며 짠다.

문지르기

　아랫배를 강하게 문지르며 따뜻하게 해주면 기혈 순환이 촉진되어 배의 탄력이 몰라보게 회복될 것이다.

분해된 독소 몰아내기

마사지 후에는 따뜻한 물이나 녹차 한 잔을 마셔서 분해된 독소가 배설되도록 돕는다. 평소에도 녹차, 오미자차, 뽕잎차 등을 수시로 마시면 지방질과 노폐물을 녹여 배출시키는 데 큰 도움이 된다.

출산 후 회복 운동

허리 회전운동, 쪼그려 앉기, 천골치기, 단전 강화 배 두드리기 등 장운동은 처진 뱃살과 느슨해진 골반과 성기관의 탄력을 되찾는 데 좋다. 아울러 출산 후 잘 생기는 요실금, 치질, 성기능 장애를 방지하기 위해서는 특히 항문 죄기 운동을 열심히 한다. 항문 괄약근을 강하게 조였다가 풀기를 50회씩 하루 두 차례 실시한다.

건강한 출산을 북돋우는 생활 7계명

1. 임신 중 매일 몸무게를 체크하여 적정 수준 이상의 체중을 넘지 않도록 한다.
2. 임신 중이나 출산 후 고열량식을 삼간다. 두부, 콩, 생선 등 고단백음식과 미역, 다시마, 양배추, 오이, 당근 등 저칼로리 식품을 즐겨 먹는 게 좋다.
3. 모유 수유는 에너지 소비(하루 약 700~800Kcal)를 촉진하므로 가급적 모유를 수유한다.
4. 임신 중에도 체조, 걷기, 스트레칭, 요가 등 규칙적인 운동을 한다.
5. 출산 후 윗몸 일으키기, 누워서 다리 들어올리기, 옆으로 누워 다리 들어올리기 등 복근 운동을 집중적으로 해 처진 뱃살의 탄력을 회복한다.
6. 곧바로 임신하지 않도록 일정 기간 피임을 한다.
7. 폭식의 원인이 되는 산후 우울증을 적절하게 극복한다.

'남성 비만'을 위한 장기마사지
샐러리맨이여, 뱃살의 적신호를 바꿔라!

요즘 몸짱 열풍은 남성들도 예외가 아니다. 더구나 뚱뚱하면 둔하다는 사회적 인식 때문에 비만인 남성 역시 살과의 전쟁에 골머리를 앓고 있다. 실제로 비만은 각종 성인병을 일으키고 일의 능률에도 악영향을 미치기 때문에 요즘 직장에서조차 사원의 다이어트를 돕는 프로그램을 앞 다투어 마련하고 있는 실정이다.

경제난, 이성문제, 부부갈등, 직장 스트레스 속에서 살아 있는 게 되레 용한 그대 이름은 30~40대 중년 샐러리맨. 스트레스를 술과 함께 삼키고, 담배로 피워 날리며 운동을 기피하는 그들의 건강 신호등은 언제나 주황색, 언제 빨간 불로 바뀔지 모르는 신호를 보며 맹렬하게 앞으로만 내달리고 있다. 이런 세태는 최근 30~40대 남성의 돌연사가 급증하는 현실을 잘 말해준다.

본격적인 직장생활에 들어선 30대는 몸을 혹사하기 시작한다. 이 시기의 사망원인은 대개 술과 스트레스와 연관된다. 20~30대 사망원인 1,2위는 자살과 교통사고이지만 뒤이어 간질환이 따라붙는다. 술의 폐해가 본격적으로 나타나는 40~50대는 간경화, 간암 등 간 질환이 1위로 등극하고 자살과 교통사고가 그 다음으로 밀려난다. 최근 들어 중년 남성들을 사망으로 내몰고 있는 간 질환, 암, 뇌혈관 질환, 심장 질환 등은 대사증후군을 유발하는 내장비만과 무관하지 않다.

오늘 스트레스 내일로 미루지 마라!

사실 인체의 공장이 되는 장기가 튼튼하게 잘 돌아가면 스트레스에 강하게 대처할 수 있으며, 스트레스가 쌓여도 그때그때 잘 소화시켜 해소할 수 있다. 나만 하더라도 강의나 마사지 치료, 저술, 사업 경영, 그리고 강의나 저술에 필요한 공부 등 여러 가지 일을 한꺼번에 많이 하는 편이라 정신적 스트레스는 물론 육체적 에너지 소모도 극심하지만 항상 편안하고 가벼운 몸 상태와 맑은 정신을 유지한다. 비결은 매일 1시간가량 셀프 장기마사지로 배를 풀고 기공 수련으로 심신의 긴장을 해소함으로써 그날의 스트레스를 날려버리는 데 있다. 결코 그날의 긴장이나 스트레스를 다음 날로 가지고 가지 않는 것이다.

또한 장기가 잘 돌아가면 웬만한 술이나 고열량식도 적당하게 태워 에너지로 쓸 것은 쓰고 불필요한 것은 몸 밖으로 몰아낸다. 누누이 말하지만 장기 기능이 떨어진 상태에서 섭취와 배설의 불균형이 생기고 노폐물과 지방이 과도하게 쌓이는 것이다.

내 경험에 의하면 장기를 효과적으로 청소하고 그 기능을 빠르게 되살리는 방법에는 장기마사지보다 좋은 것이 없다고 단언한다. 사랑과 관심의 기가 듬뿍 담긴 손으로 장기를 터치해주면 그동안 엄청나게 혹사당하고 지치고 오염된 장기에 금세 활력을 불어넣을 수 있다.

하지만 장기마사지로 지친 몸을 되살리는 것보다 시급한 것은 장기를 괴롭히는 생활요소들을 개선하는 것이다.

당신의 하루가 30년 후의 건강을 책임진다.

우선 남성 직장인의 경우 잦은 회식과 접대에서 음주로 간을 혹사하고 내장지방을 키우게 되므로, 지나친 음주를 자제하고 술을 마시더라도 건강 음주법을 실천해야 한다.

알코올은 1g에 7Kcal나 될 만큼 열량이 높을 뿐만 아니라, 섭취하는 즉시 먼저 소비되기 때문에 탄수화물, 지방, 단백질 등이 에너지로 소비되는 것을 방해한다. 따라서 술을 마시더라도 식사를 충분히 한 뒤에 김, 구운 생선, 두부, 볶은콩, 야채 등 저칼로리 안주를 즐기는 것이 좋다. 나이가 들면 활동량이 줄고 에너지 대사도 줄어들기 때문에 똑같은 술을 마셔도 중년 이후에 더 급격히 살로 간다. 폭탄주 등 과음을 피하고 대화를 나누며 천천히 마셔야 덜 해롭다.

흡연은 술자리에서 가장 피해야 할 적이다.

흡연 자체도 모세혈관을 수축시키고 내장 부근의 혈액순환을 방해해 내장의 활동과 대사를 떨어뜨리는데다, 술과 함께 담배를 피우면 알코올이 니코틴 흡수를 더욱 증가시키고, 간은 알코올과 담배 유독 성분을 함께 해독

해야 하므로 쉽게 지친다. 또 담배를 피우면 뇌의 중독 관련 부위가 자극돼 술을 더 많이 마시게 된다.

술을 마신 뒤 커피, 탄산음료를 마시면 탈수 현상이 더욱 심해지고 위산 분비를 촉진시켜 속이 더 쓰릴 수 있다. 틈틈이 식혜나 꿀물, 과일주스 등을 마셔 부족해진 수분과 당분, 전해질을 보충하도록 한다.

과음한 다음날 해장국은 담백한 콩나물국이나 북엇국을 마시는 게 좋다. 매운 짬뽕, 라면, 감잣국, 얼큰한 뼈해장국 등 얼큰한 음식은 맵고 짜기 때문에 숙취 해소에 도움을 주기보다 오히려 위장 장애를 일으킬 수 있다.

중년 이후에는 움직임이 줄어드는 관계로 특별히 운동에 신경 쓰는 것도 필요하다. 1주일에 3회 이상 1시간씩 조깅이나 수영 등 가벼운 운동을 하고, 자가용 이용을 줄이는 등 평소에 움직이는 기회를 많이 만드는 게 좋다. 또 나이를 먹어감에 따라 줄어들기 쉬운 근육량을 늘리기 위해 복근운동이나 웨이트트레이닝도 틈틈이 하면 몸매 유지에 더 할 나위 없이 좋을 것이다.

남성들은 결혼 후에 자연스럽게 3~4kg 증가하기도 하지만, 직장 스트레스와 음주 때문에 자신도 모르게 살이 찌기 시작한다. 대개 20대 체중이 중년까지 가는 경우가 많으므로 특히 사회 초년생으로 발을 딛는 20대는 체중 관리에 더욱 신경을 써야 한다.

남성 직장인 뱃살 빼기 위한 장기마사지

엉덩이 돌리기, 천골치기, 단전강화 배 두드리기 위주로 장운동을 10분 정도 실시한다.

준비 마사지(5분) ➡ **기본 마사지**(5분) ➡ **간 마사지**(10분)

신장 마사지(5분) ➡ **폐 마사지**(5분) ➡ **마무리 마사지**(3분)

일주일에 2~3번 정도는 배푸리를 이용하여 배를 풀어준다.

샐러리맨 몸짱으로 거듭나는 생활 5계명

1. 고칼로리 술안주를 멀리 하라. 꼭 마셔야 한다면 야채나 해조류를 선택한다.
2. 적정 음주량(맥주 2,000cc 또는 소주 1병 또는 위스키 5잔)을 지키고, 술을 마신 뒤엔 간이 쉴 수 있도록 2~3일 동안은 술자리를 피한다.
3. 평소 대중교통 이용을 늘리는 등 걷는 습관을 가지고 틈틈이 운동을 한다.
4. 나이가 들면서 자연스레 줄어드는 근육을 위해 꾸준히 운동을 한다.
5. 백미, 흰밀가루, 흰설탕, 흰조미료 등 화이트 푸드를 멀리한다.

'소아 · 청소년' 비만을 위한 장기마사지
우량아는 허약한 비만아일 뿐이다!

얼마 전까지만 하더라도 사람들은 통통한 아이를 보면 볼과 뱃살을 어르며 '우량아'라 하여 건강하다고 생각했고, 부모도 주위의 부러움에 뿌듯해하고는 했다. 하지만 이제 이러한 풍경은 전설이 되고 있다. 최근 소아 비만이 전체 청소년의 20%가 넘을 정도로 심각한 수준에 이른 것이다. 비정상적으로 뚱뚱한 아이들이 20년 전보다 무려 세 배 이상 증가한 셈이다.

소아 비만은 여러 면에서 시한폭탄 같은 위험성을 안고 있다. 세 살 버릇 여든까지 간다고 하듯 어린이 비만도 여든까지 갈 확률이 높다. 어린이 비만의 30% 정도가 성인 비만으로 이어지며, 특히 10~13세의 비만은 70%가 성인 비만으로 이행한다고 한다.

소아 비만은 지방세포의 크기만 커지는 성인 비만과 달리 지방의 수도 증가해 살 빼기가 어렵고 재발도 잘된다. 정상 성인은 체세포가 250~330억 개인데 반해, 비만 아동이 성인이 되면 체세포가 500억 개나 된다고 한다. 어려서부터 살 찐 사람들은 그만큼 살을 빼기가 힘이 든다. 게다가 소아 비만은 주로 복부비만이 많아 고혈압, 당뇨 등 성인병으로 연결되기 쉽다. 최근 어린이들에게서 성인병이 심심찮게 발병하는 것도 복부비만과 큰 관련이 있다고 보아야 한다.

기름질수록 아이들의 건강은 가난해진다!

청소년 비만은 최근 비만유전자가 발견됨에 따라 유전적 요인이 크다고 밝혀졌지만, 정확히 말하면 부모를 비만하게 만든 생활습관의 유전이 더 큰 문제이다. 밤늦게 귀가하면서 프라이드치킨이나 도넛 등을 잔뜩 사들고 가 자식들과 나눠먹거나 햄버거, 마요네즈, 라면 등 저질의 지방이 많이 함유된 패스트푸드를 즐겨 먹는 식습관이 모두 청소년 비만의 주범이라고 할 수 있다.

지난해 소비자보호원이 패스트푸드가 소아 비만의 주범이라고 발표하자 수세에 몰린 패스트푸드 업체들은 '패스트푸드가 비만의 주범이 아니다' 라는 공세를 펴기 시작했다. 업체들은 각 제품군 총열량을 인터넷에 공개하면서 햄버거, 프라이드치킨 등 패스트푸드가 비빔밥, 비빔국수 등 한국식단과 비교하여 칼로리가 그다지 높지 않다고 목소리를 높였다.

하지만 패스트푸드는 편중된 영양 구성으로 인해 과다하게 섭취하거나 결핍되는 영양소들이 많다는 것이 맹점이다. 지방 섭취 권장량은 전체 열량 중 20% 정도인데 반해, 패스트푸드는 지방의 비율이 50% 가까이 차지한다는 게 큰 문제이다. 기름지다고 알려진 삼겹살의 지방함량이 25%인 반면,

햄버거의 지방함량은 40%에 다다른다. 지방의 종류도 패스트푸드 지방의 경우 나쁜 콜레스테롤(LDL 콜레스테롤) 수치를 높이는 포화지방 성분이 많아 혈중콜레스테롤 수치를 높이는 원인이 될 수 있다고 한다. 또한 패스트푸드에는 수분을 끌어들이는 나트륨 성분이 많아 혈압을 올리고 혈관벽을 두껍고 좁게 만든다. 패스트푸드의 맛을 내기 위해 첨가하는 조미료, 유화제 등도 건강을 위협하는 요인으로 지적된다.

어릴적 장기마사지가 평생 건강을 좌우한다!

청소년 비만을 줄이고 예방하는 방법은 지방이 적고 성장에 필요한 단백질을 충분히 섭취하는 식생활개선이 최선이다. 그러자면 가족이 함께 전통식, 채식 위주의 식습관을 길들여 나가는 것이 좋다. 어려서부터 지나치게 달고 기름진 맛에 중독되면 커서도 식습관을 고치기 어렵다. 식사는 천천히 오래 씹어 먹어야 과식을 막을 수 있다. 또한 식탁 등 눈에 띄는 곳에 과자나 음식을 놓지 않아야 아이들이 군것질을 수시로 하는 것을 막을 수 있다. 간식은 사과, 포도, 딸기, 키위, 귤 등 칼로리 낮은 과일이나 과일음료, 두유 등을 즐겨 먹도록 길들여야 한다.

하지만 과식과 폭식, 인스턴트식 등으로 이미 비만 증세를 보인다면 무너진 소화기능을 되살리는 것이 급선무이다. 소화기관의 밸런스가 깨진 상태에서는 대뇌의 섭식중추와 만복중추를 조절하지 못하여 식욕을 누그러뜨릴 수 없기 때문이다.

장기마사지는 청소년 비만을 막고 청소년의 신체와 정서 발달에 더할 나위 없이 좋다. 어릴 때는 신체와 장기가 형성되는 시기이므로 사랑이 듬뿍 담긴 접촉은 건강한 성장 발육을 도와준다. 부모의 접촉을 받지 못하고 자란 아이는 신체적으로 허약하며 정서적으로도 문제아가 될 소지가 많다는 사실은 여러 연구 결과 밝혀진 바 있다. 장기마사지의 접촉을 통해 장기가 조화롭게 발달하고 사랑과 관심의 양식을 섭취하면 신체의 밸런스를 유지하고 먹는 것에도 탐닉하지 않게 될 것이다.

어느 정도 성장한 청소년이라면 장기마사지를 건강 운동의 일부로 생활화할 수 있도록 지도해주면, 평생 병마로부터 자신을 지킬 수 있는 든든한 건강 지킴이가 될 것이다.

소아와 청소년 비만에 좋은 장기마사지

장운동 중 두세 가지를 10분 정도 실시한다.

준비 마사지(5분) ➡ 기본 마사지(20분) ➡ 마무리 마사지(3분)

일주일에 1번 정도 부모가 '장기마사지 주고받기'를 해준다.

우리 아이 군살 없는 몸짱 만드는 생활 9계명

1. 성장기이기 때문에 세 끼 식사를 충실하게 규칙적으로 하게 한다.
2. 가족이 함께 식사한다.
3. 식사시간은 최소한 20분 이상 천천히 먹도록 한다.
4. 가족이 함께 흥미로운 운동을 한다. 아이들은 힘들어도 흥미가 있으면 해낸다.
5. 패스트푸드, 인스턴트 식품은 삼가하고 간식은 칼로리가 낮은 과일로 준비한다.
6. 아이 눈에 안 띄는 곳에 음식을 보관한다.
7. 유행을 좇아 다이어트를 시키지 마라. 요요현상이 나타나며 몸을 더 망칠 수 있다.
8. 뚱뚱하다고 스트레스를 주지 마라. 폭식 등 나쁜 습관을 부른다.
9. TV 시청을 줄이고 과외 활동을 권장한다.

노인 비만을 위한 장기마사지
아름다운 실버가 되자!

모든 연령층이 점점 뚱뚱해지고 있는 추세 중에서도 나이가 들수록 비만 현상이 더욱 뚜렷해지고 있다. 최근 여러 조사에 따르면 50대 절반이 중도 비만으로 나타났으며, 과체중까지 포함할 경우 이들 10명 중 8명이 정상체중에서 벗어났다. 60세를 넘어서면 더욱 심해지며, 특히 체중비만율보다 복부비만율이 높은 것으로 나타났다. 가령 65~74세 여성 노인 중 복부비만은 72.1%, 체중비만은 43.4%였다.

중년을 넘긴 여성 비만이 급속도로 늘어나는 것은 폐경 이후의 신체 변화 탓이 크다. 그중 여성호르몬인 에스트로겐의 감소가 폐경기 여성의 비만을 재촉하는 크나큰 요인으로 밝혀졌다. 에스트로겐은 아름다움과 젊음을 유지해주는 여성 건강의 파수꾼이다. 피부에 윤기와 향기를 부여하고, 지방 분해 효소인 리파아제를 활성화시켜 유연하고 균형 잡힌 몸매를 유지시켜주는 것도 에스트로겐의 기능이다. 폐경 이후 에스트로겐의 분비가 줄어들면 기분이 침울해지고 걸핏하면 짜증이 나고, 스스로 게걸스럽게 느껴질 정도로 식욕을 제어하기 힘들어진다.

나잇살도 관리하기 나름이다!

그렇다고 노인 비만을 나잇살 탓으로만 돌리고 말아야 하는가? 아니다. 사실 나이를 먹어가도 젊음의 활력과 그들 나름의 아름다운 몸매를 오래도록 유지하는 사람은 많다. 어디까지나 젊었을 때보다 움직이지 않고 자신을 관리하지 않기 때문에 뱃살도 나오고 건강도 망가진다고 보아야 한다.

오래도록 곱고 아름답게 늙어가는 사람들은 한결같이 삶에 대해 밝고 긍정적인 마음을 갖고 끊임없이 노력하는 모습을 보인다. **결국 노화와 질병은 젊음과 건강을 스스로 포기할 때 찾아오는 손님이 아닐까?** 확실히 생체 나이는 자신의 관리 여하에 달려 있음을 증명해주는 사람들이 많이 있다.

나이를 먹을수록 자기 관리에 시간과 노력을 투자할 필요가 있다. 사회의 일선에서 물러나 노년을 느긋하게 즐기자면 건강과 힘이 있어야 하지 않겠는가? 젊어서 죽도록 벌어놓은 돈, 늙어서 골골거리며 병원에만 갖다 바친다면 이보다 더 억울한 일이 어디에 있겠는가?

이제부터 젊고 아름다운 노년을 꿈꾸며 노화의 시계를 되돌리는 작전에 돌입해보자.

21세기 현재, 유전자 치료법과 인공 장기의 개발, 줄기세포의 재생의학, 각종 항노화의학 연구로 천천히 늙는 기술에 많은 사람들의 관심이 집중되고 있다. 실제로 앞으로 수십 년 내 100세를 넘어 120세 청춘 시대를 예고하는 연구 결과가 심심찮게 발표되기도 한다. 뉴욕주립대 의대학장인 마이클 로이진 교수는 2만 5,000여 건의 임상 연구를 토대로 질병, 유전, 생활습관, 환경 등 인간 수명에 영향을 미치는 125가지 기준을 선정, 이를 토대로 생체나이 측정법과 달력 나이보다 젊게 사는 '리얼에이지(real age) 혁명' 프로그램을 제시해 왔다. 그는 그 프로그램 덕분에 미국인이 5년 전보다 훨씬 젊어졌으며, 앞으로 5~20년 안에 40~50세 젊음을 유지하며 120세를 사는 것이 가능할 것이라고 주장했다.

하지만 120세 청춘을 위해 불확실하고 불완전한 의학의 발전에만 기댈 필요가 없다. 더구나 젊음은 부자들의 것이라고 한탄만 하고 있을 일도 아니다. 바로 내 몸속에 이미 무한한 재생력과 에너지가 잠자고 있기 때문이다. 자신 안의 무한한 재생력과 잠재력, 이를 깨닫고 일깨우는 방법을 배워 실천하면 나도 얼마든지 젊음과 건강의 주인공이 될 수 있다.

그러기 위해서는 얼굴과 피부, 체형의 노화 방지도 중요하지만, 정작 관심을 기울여야 할 것은 몸속에 숨어서 진행되는 장기, 혈관, 뼈, 뇌의 노화이다.

역시 인체의 뿌리인 오장육부를 건강하게 만들어주는 장기마사지를 먼저 강조하지 않을 수 없다. 나이가 들면 먼저 장기가 축 처진다. 위와 장의 수축성이 떨어져 소화불량이나 노인성 변비가 올 수 있다. 50대에 접어들면 심폐의 탄력성도 줄어들기 시작해 혈액순환과 산소 공급 기능도 떨어진다. 신장의 원기도 고갈해 뼈와 하지가 무력해지고 정력도 약해진다. 이처럼 각 장기 기능이 떨어짐에 따라 내장 곳곳에 노폐물과 지방이 쌓여 노인성 복부비만이 쉽게 유발되는 것이다.

장기마사지는 무엇보다 위장을 포함하여 약해진 소화기관을 튼튼하게 하는 효과가 뛰어나다.

소화기관이 잘 소통해 독소가 쌓이지 않게 하면 간이나 신장, 심장, 폐 등 다른 장기의 노화도 늦출 수 있다. 기름칠을 자주 해주는 기계가 오래가듯 각 장기도 하나하나 마사지해주면 오래도록 왕성한 기능을 유지할 수 있을 것이다. 대부분의 해독 기능은 장기에 의해 이루어지므로 장기가 제 기능을 다하면 피도 맑아진다. 그러면 노인에게 많이 생기는 뇌·심혈관 질환을 예방하고 개선할 수 있으며, 뼈의 조골 기능도 왕성해져 골다공증을 막아 고관절이나 척추의 압박 골절도 예방할 수 있다.

노년은 건강의 출발점일 뿐이다!

앞에서도 언급했듯이 장은 제2의 뇌이다. 아니 장은 발생학적으로도 두뇌는 물론 다른 장기보다 가장 먼저 생겨난 생명 유지의 근본이자 핵심 요소이다. 장청뇌청(腸淸腦淸)! 장이 깨끗하면 뇌가 맑다. 《동의보감》에 나오는 말이다. 세계의 모든 장수인의 공통점은 오래도록 장을 건강하게 유지했다는 것이다. 거북이, 학 등 장수 동물들도 모두 극도의 소식을 하며 항상 장을 텅 비우고 사는 공통점을 가지고 있다.

앞서 소개한 무려 152세를 건강하게 산 토머스 파라는 인물을 다시 떠올려 보자. 사후 해부를 통해 파 노인의 내장기관이 청년의 것에 비교해 봐도 손색이 없을 정도로 제 위치를 차지하며 완벽한 상태를 유지하고 있었다고 하지 않았는가!

　장체조를 개발하여 실천함으로써 70대에 30대의 젊음을 회복하여 전 세계를 놀라게 한 인물도 있다. 바로 1900년대 초의 베네트라는 사람이다. 베네트는 장체조를 실행하여 55세까지 시달려온 동맥경화증, 만성위염, 만성 관절 류머티즘을 말끔히 극복했을 뿐만 아니라 71세 자신의 생일에 1마일 경주에 참여하여 30대의 젊은이들보다 앞서 전 세계를 놀라게 한 바 있다.

　이제 장기마사지와 더불어 120세 청춘을 꿈꿔 보자. 옷차림도 젊게 차려 입고 늘 젊게 생각하자. 운동과 음식, 명상 등으로 몸과 마음을 건강하게 하는 방법도 있지만, 옷차림 하나만으로 더욱 젊게 보이고 젊은 생각을 가질 수 있다. 노(老)풍당당! 밝고 긍정적인 사람은 비관적인 사람보다 조기 사망 가능성이 50% 정도 낮다고 한다.

　장수학의 세계적 권위자인 로이진 박사가 제시하는 '젊어지는 비법'에 따르면 매일 웃으면 8년은 더 오래 산다고 한다. 담배를 끊고 간접흡연을 피할 경우도 8년 이상 생명이 연장된다고 한다. 양치질만 부지런히 해도 6.4년은 더 젊어진다. 평생 배우는 자세를 가지면 2.6년은 젊어진다. 젊게 사는 것에 관심을 갖고 그대로 실천하면 26년은 더 젊어질 수 있다. 이처럼 젊음을 지키는 불로초는 삼신산에 있는 것이 아니라 오장육부 속에, 더 나아가 평범한 생활 속에 있다는 사실을 깊이 깨달아야 한다.

노인 뱃살 빼기 위한 장기마사지

엉덩이 돌리기, 쪼그려 앉기, 천골치기, 단전강화 배 두드리기 등 장운동을 10분 정도 실시한다.

준비 마사지(5분) ➡ 기본 마사지(10분) ➡ 자궁 · 난소 · 방광 마사지(5분)

간 마사지(10분) ➡ 신장 마사지(5분) ➡ 폐 · 심장 마사지(5분)

➡ 마무리 마사지(3분)

일주일에 2~3번 정도는 배푸리를 이용하여 배를 풀어준다.

건강한 노년을 위한 생활 7계명

1. 심심하면 재미있는 일을 찾는다.
2. 운동을 취미로 삼아 1주일에 3회 이상 실시한다. 고강도 단시간 운동보다 저강도 장시간 운동이 좋다.
3. 조급한 성격과 행동에서 벗어나라.
4. 호흡은 느리고 깊게 하라.
5. 넉넉한 스타일 대신 몸매를 살려주는 디자인의 옷차림을 선호하라.
6. 지적 활동을 하거나 평생 공부하는 자세를 가진다.
7. 매일 기체조, 요가, 단전호흡 등을 통해 명상 시간을 갖는다.

둘이서 주고받는 장기마사지

장기마사지는 혼자서 하는 것도 좋지만 가끔 몸이 안 좋아 혼자서 하기 버거울 때 타인의 따뜻한 손길로 도움을 받을 수도 있다. 여기서는 두 사람이 할 수 있는 가장 간단한 장기마사지 방법을 소개했다. 혼자서 장기마사지를 하기 지루하거나 상대방에게 간단한 장기마사지 방법을 소개하고 싶을 때 가족, 친구, 연인과 함께 시도해보자!

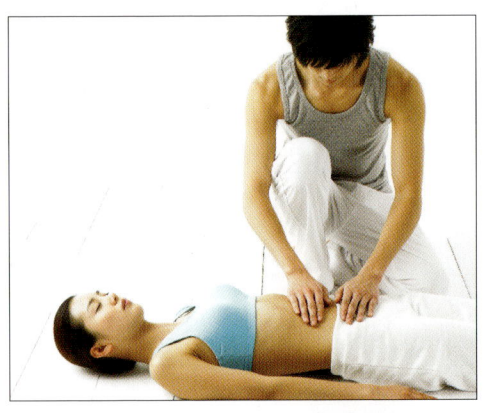

1. 크게 흔들기
양손을 상대방의 배에 올려놓고 배를 골고루 흔들어준다. 복부 근육과 안쪽의 소장과 대장이 편안하게 풀린다.

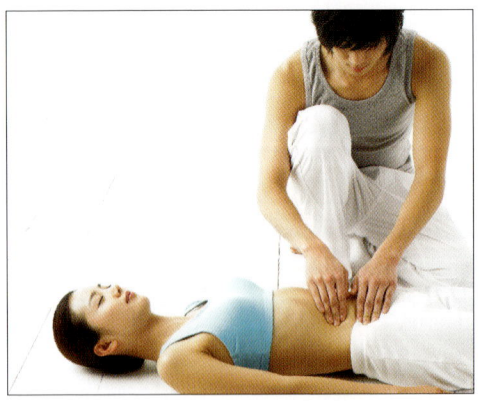

2. 주무르기
양손을 나란히(배가 작으면 양손을 겹쳐) 상대방의 배에 올려놓고 반죽을 하듯 앞뒤로 주무른다. 동작을 느리게 하면서 긴장이나 응어리가 느껴지는 부위는 더욱 주의 깊게 터치한다. 부모가 자녀에게 해주면 좋다.

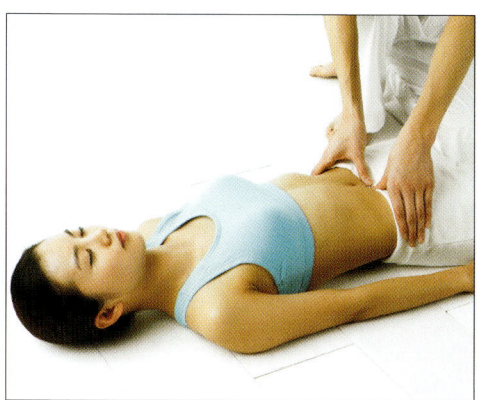

3. 단전 열기

배꼽 2~3cm 아래 단전을 양 엄지손가락 끝으로 천천히 지압한다. 약간 아플 정도로 지압한 다음 20초 정도 멈춘 후, 천천히 뗀다.

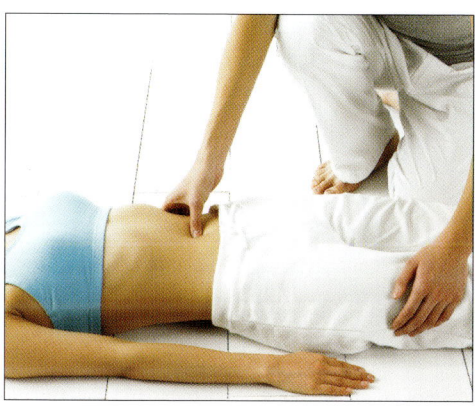

4. 배꼽 열기

3시 방향인 배꼽 왼쪽 테두리에서 시작해 시계 반대 방향으로 90도씩 옮겨가며 배꼽 테두리 여덟 곳을 깊고 천천히 지압한다. 처음에는 3시 방향에서 시작해 정방향 네 곳을 눌러준 후, 4시 반 방향에서 시작해 간방 네 곳을 눌러준다. 각 배꼽 테두리마다 약간 아플 때까지 약 20초간 눌러 멈춘 후, 천천히 뗀다.

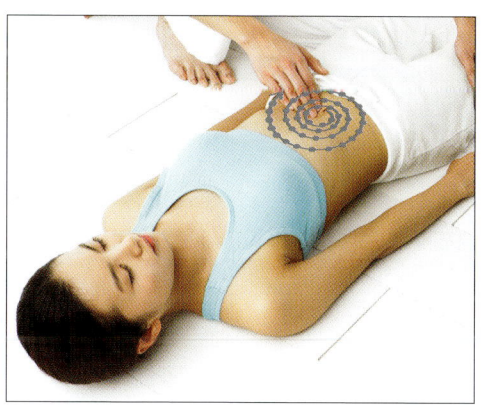

5. 뱃살 해독 마사지

손가락 끝으로 배꼽 근처에서 시작해 시계 방향으로 진행하며 원형 마사지를 촘촘히 한다. 긴장된 부위나 응어리가 만져지면 잠시 멈추어 상하나 좌우로 흔들거나 원형 마사지를 하며 더욱 세밀하게 풀어준다. 뱃살이 많이 잡히는 사람은 뱃살을 꼬집어 비튼다. 응어리를 풀어준 뒤 풀린 탁기를 쓸어준다.

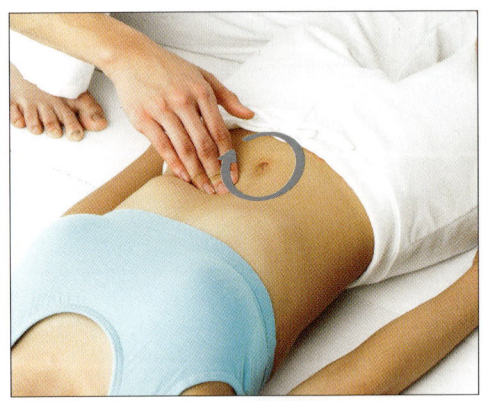

6. 원형으로 문지르기

한 손바닥으로 배꼽을 중심으로 상대방의 배가 따뜻해질 때까지 원형으로 문질러준다. 배꼽 주변이 따뜻해짐으로써 모든 장기와 몸 전체가 온화한 기운으로 가득 찰 것이다.

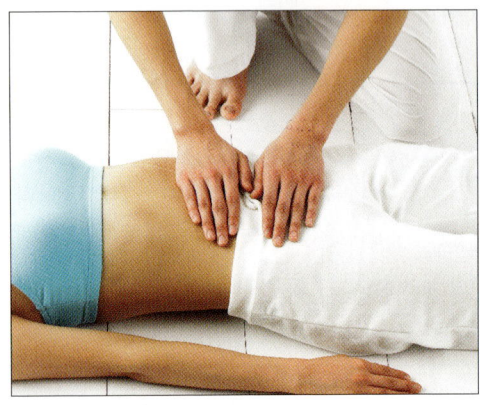

7. 단전으로 기운 모아주고 끝내기

단전은 에너지를 만들어내는 발전소이자 에너지를 저장하는 창고이다. 손바닥을 아랫배에 살며시 얹어 약 2분 정도 단전에 기운을 넣어주고 끝낸다.

"사랑하는 사람에게 장기마사지를 해주는 것보다
큰 선물은 없다. 언제 어디서나 따뜻한
두 손만 있으면 그 사람에게 내 마음과 손길을
전할 수 있고, 건강까지 챙겨줄 수 있다."

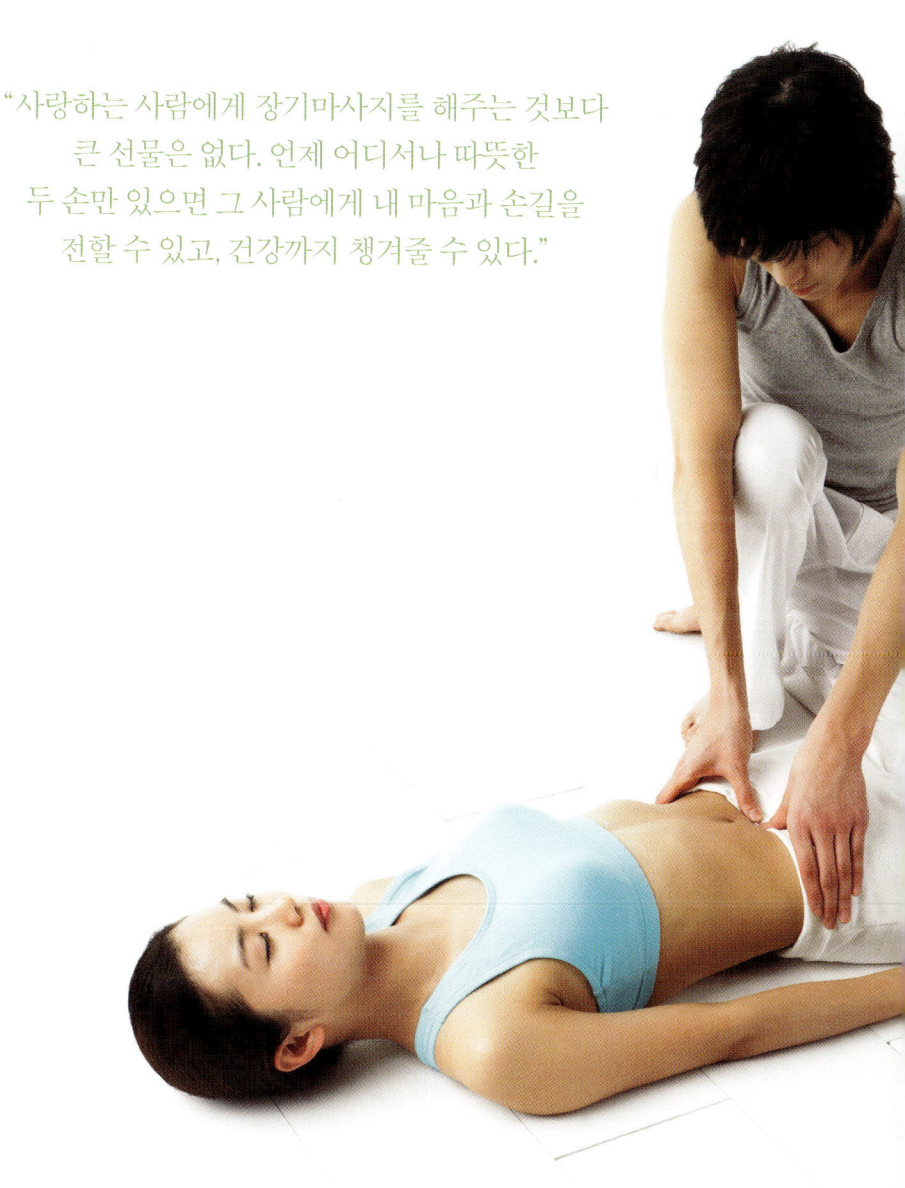

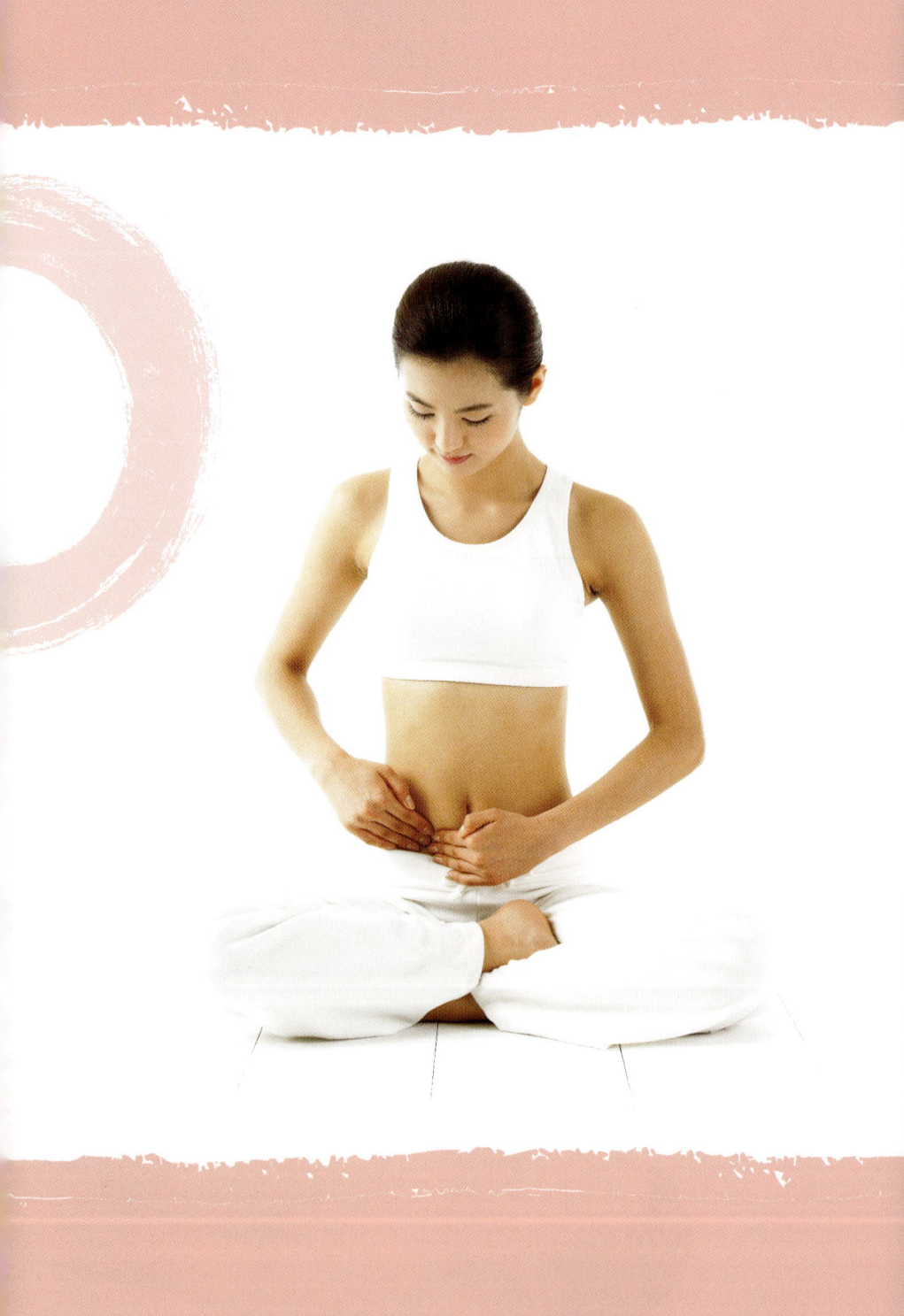

[4부]
피부 미인을 만드는 장기마사지

  피부는 오장육부의 거울이요, 얼굴은 건강 상태를 비추는 신호등이다. 즉 피부 트러블은 장기의 이상을 겉으로 나타내주는 이상 신호라는 것. 따라서 피부가 내 몸에 대해 말해주는 신호를 겸손하게 받아들이고 그 원인부터 차근차근 풀어간다면 천연 피부 미인이 될 수 있을 뿐만 아니라 건강까지 덤으로 얻을 수 있다.
  하지만 몸속의 피부인 장기를 가꾸지 않고 급한 불 끄는 식으로 화장품을 과용하고 약물과 수술에만 의존하여 겉피부의 증상만 없애려 하면 결국엔 약물 부작용과 피부 기능 상실이라는 엄청난 부작용에 이를 수 있다.

장기를 다스려야
피부가 고와진다

 사람들은 몸매가 아름다운 사람 못지않게 피부 미인을 부러워한다. 맑고 뽀얘면서 부드럽고 탄력 있는 피부를 꿈꾸며 사람들은 오늘도 수많은 시간과 돈을 투자한다. 하지만 값비싼 화장품으로 공들이지 않더라도, 더욱 깊고 은은한 피부를 가꿀 수 있는 방법이 있다.
 꽃이 시드는 이유가 뿌리와 줄기에 있듯이, 거칠고 탄력 없는 피부도 겉으로 드러나는 하나의 증상일 뿐, 근본적인 원인은 몸속에 있다.
 일본의 어떤 의사가 장청소를 한 번 실시하는 것이 화장품 1톤보다 낫다고 말한 바 있다. 정말 몸에 와 닿는 표현이다. 피부에 문제가 생겼을 때는 장 해독과 장부의 균형 회복을 통해 피부 스스로 치유할 수 있는 여건을 만들어주는 것이 무엇보다 중요하다. 장이 오염되어 있으면 아무리 값비싼 영양크림을 발라도 소용이 없다. 피부 겉으로 영양이 효율적으로 스며들 수도 없거니와 안에서부터 독소가 피부로 계속 올라오기 때문이다.

속피부인 내장을 깨끗이 청소하고 영양 흡수율을 높이면 밝고 싱싱한 겉피부를 되찾을 수 있다. 이제 속피부 관리인 장기마사지를 통해 누구나 맑고 뽀얀 얼굴, 싱싱한 복숭앗빛 피부로 거듭날 수 있다. 이는 장기마사지를 꾸준히 한 많은 사람의 놀라운 변화를 관찰한 결과에서 나온 결론이다. 장기마사지를 직접 받은 후에는 얼굴이 환하게 빛나고 발그레 혈색이 도는 것을 흔하게 볼 수 있다. 장기마사지를 받은 고객들도 "도대체 어떻게 해서 안색이 그토록 좋아졌느냐?" 하는 질문을 받곤 한다는 것이다.

이제 피부 트러블에 따른 장기마사지 방법과 효과를 자세하게 알아보자.

피부트러블의 과정

내부요인
스트레스, 수면 부족, 피로, 운동 부족, 식습관, 임신·폐경 등 호르몬 변화

외부요인
자외선, 기온 변화, 환경오염, 화장품 과용, 잘못된 세안 습관·피부 관리

위, 소장, 대장 이상 : 독소 유발

간 기능 저하 : 독소 축적

신장 기능 저하 : 독소 과중

폐, 심장 과열 : 독소 순환

내분비·대사활동·순환계 이상 :
몸의 항상성을 파괴해 피부 재생력이 저하되고 피부 노화, 피부 트러블이 생긴다.

여드름을 없애는 장기마사지

여성이라면 누구나 맑고 뽀얀 얼굴, 매끄럽고 탄력 있는 피부를 원한다. 여드름이나 기미는 고운 피부를 해치는 최대의 적이다.

여드름 꽃은 혈기왕성한 청춘남녀의 상징이지만, 20대 이후 뒤늦게 피는 꽃은 여간 성가신 고민거리가 아닐 수 없다. 여드름은 보통 사춘기가 지나면 자연스럽게 사라지지만 결혼하고 자녀를 두었는데도 기승을 부려 고민하는 경우도 적지 않다. 처음엔 좁쌀만한 작은 뽀루지(초기 여드름)였던 것이 여드름 균이 증식하여 염증 반응(염증성 여드름)을 일으켜 붉게 되고, 여드름이 곪아 피부 깊숙이 고름 주머니인 농포(화농성 여드름)를 만든다.

여드름이 얼굴에 나면 아프고 근질근질하기 때문에 습관적으로 긁고 짜내기도 한다. 그러다 보면 여드름이 얼굴 전체에 번져 불난 것처럼 벌겋게 달아오른다. 이런 트러블을 감추기 위해 진한 화장으로 가리다 보면 오히려 화장품의 기름기가 모공을 막아 상태를 악화시키기 십상이다. 또 나름대로 여드름을 없애기 위해 강한 자극의 스크럽 세안을 하거나 필링을 받아 가벼운 여드름이 아예 화농성으로 발전하고 마는 경우도 흔하다.

피부과에서는 여드름 환자에게 항염 작용을 하는 부신피질 호르몬 계통의 스테로이드제를 처방하곤 한다. 하지만 장기간 약물을 사용할 경우, 피부가 얇아지고 모세혈관이 늘어나 피부가 붉어지는 등 그 부작용이 심각하다. 특히 피부 자체가 갖고 있는 면역력이 급격히 떨어지면서 세균에 쉽게 감염되기도 하고, 피부가 약해지면서 주름살까지 생긴다.

이제 피부의 문제를 속에서 찾아보자. 꽃이 시드는 까닭이 꽃 자체에 있지 않고 꽃의 뿌리와 줄기에 있듯이, 피부의 문제도 겉으로 나타난 하나의 증상일 뿐 그 근본원인은 몸의 내부에 있다. 피부는 오장육부의 거울이요, 얼굴은 건강 상태를 비추는 신호등이라 하지 않던가?

그렇다면 여드름은 어떤 장기의 문제이며 어떤 건강의 이상 신호일까?

한의학에서는 얼굴을 '양지회(陽之會)'라고 하여 양의 기운이 잘 모이는 곳이라고 본다. 위장 경락을 비롯하여 많은 양경락이 얼굴로 모인다. 추운 겨울에도 유독 얼굴을 내놓고 다닐 수 있는 이유가 바로 얼굴의 양적인 성질 때문이다. 그래서 얼굴에 생기는 피부질환의 대부분은 열 때문이다. 여드름은 일명 '열꽃'이라 불릴 정도로 과도한 열이 직접적인 원인이다.

여드름이란 피지의 과잉 분비로 기름샘이 막혀 먼지와 세균이 붙어서 염증이 유발되는 증상이다. 바로 몸의 과도한 열이 얼굴로 올라가 바깥으로 뚫고 터져 나가려는 과정에서 기름샘을 자극해 피지를 과다하게 분비하는 것이다.

장기마사지는 장기를 청소하고 인체 중심의 기혈 순환을 순조롭게 하여 얼굴의 과도한 열을 내려주는 데 탁월하기 때문에 여드름이나 뾰루지를 줄이기에 부족함이 없다. 피부에 문제가 생겼을 때 장 해독과 장부의 균형 회복을 통해 피부 스스로 치유할 수 있는 여건을 만들어주면 천연의 아름다운 피부뿐만 아니라 건강까지 덤으로 얻을 수 있다. 더불어 스트레스에 긍정적으로 대처하는 여유로운 마음을 갖고 올바른 식습관과 꾸준한 운동 등 생활 습관을 가꾸어 나간다면 더욱 밝고 명랑한 삶의 계기도 마련될 것이다.

이제 장기 문제의 유형에 따라 열이 얼굴로 많이 모이는 이유를 조목조목 따져보고, 그에 따른 장기마사지 관리법을 알아보자.

얼굴 부위별 여드름과 장부의 문제

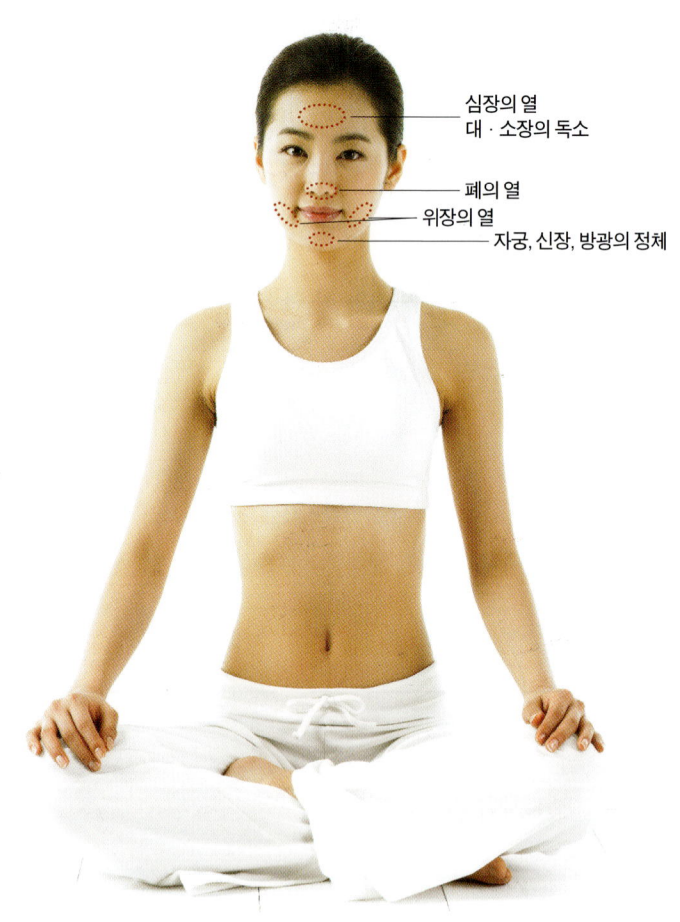

상기증 여드름을 없애는 장기마사지

상기증 여드름은 성격이 급해서 흥분을 잘 하고 과민해 스트레스를 많이 받는 사람에게 잘 나타난다. 스트레스나 흥분이 간과 심장을 자극하고 몸속에서 열로 작용해 여드름이 불붙듯 솟아오르는 것이다. 현대 의학에서도, 과도한 스트레스를 받으면 몸속 부신에서 코르티솔이란 호르몬이 분비되면서 여드름의 원인 호르몬인 안드로겐 수치가 함께 높아지며, 이로 인해 피지선이 자극을 받아 여드름이 생긴다고 말한다.

상기증 여드름을 가진 사람은 가슴과 명치 등 임맥이 많이 막혀 있어 누르면 몹시 아프고, 배도 몹시 긴장되어 있거나 굳어 있다. 특히 간 주변의 윗배와 배 양쪽 세로로 뻗어 있는 복직근이 굳어 있는 경우가 흔하다. 이렇게 상기와 심장의 과열에 의한 여드름은 열이 위로 뜨기 때문에 주로 이마에 꽃을 피운다.

이런 경우, 먼저 준비 마사지와 기본 마사지를 한 뒤 간, 임맥, 심장을 집중적으로 풀어주면 얼굴의 열이 가라앉으면서 1회 마사지만으로도 확 달라진 화사한 피부를 느낄 수 있다. 간의 긴장이 풀리고 임맥이 열리면 수승화강이 원활해지고 심신의 평온함과 균형이 회복되면서 여드름, 민감성, 붉은 얼굴 같은 문제성 피부가 점차 개선된다. 장운동으로는 쪼그려 앉기와 단전 강화 배 두드리기를 집중적으로 실시하여 하체와 하복부를 단련한다. 열이 위로 뜨는 것은 하체에 비해 상대적으로 머리를 과도하게 사용하기 때문이다. 몇 번의 마사지로도 여드름이 가라앉기 시작할 것이며 약 2개월 이상 장기마사지를 실행하면 더욱 맑아진 피부를 발견하게 될 것이다.

상기증 여드름을 없애는 장기마사지
준비 마사지(5분) ➡ 기본 마사지(10분) ➡ 간 마사지(5분)
심장 마사지 · 임맥 뚫기(10분) ➡ 마무리 마사지(3분)
장운동 : 허리 회전 운동, 쪼그려 앉기, 단전강화 배 두드리기
보조요법 : 명상 다이어트

소화불량 여드름을 없애는 장기마사지

소화가 되지 않아 장 한가운데가 꽉 막혀 심장의 열이 아래로 내려가지 못하고 얼굴로 터져 나와 여드름이 되는 경우가 있다. 게다가 비위의 기능이 떨어져 소화·흡수가 잘 되지 않아 기력이 떨어지고 면역력이 저하돼 여드름이 화농성으로 변하기도 한다. 이것을 '소화불량 여드름'이라고 하는데 이 역시 임맥이 막혀 있고 특히 왼쪽 늑골 아래가 많이 경직되어 있는 게 특징이다.

소화기 계통에 문제가 있어서 나는 여드름은 주로 입 주변에 나타난다.

여기에서는 복뇌와 위를 집중적으로 풀어주는 장기마사지가 좋다. 또한 허리 회전 운동, 붕어 운동, 천골치기 등 장운동을 꾸준히 하여 장과 위를 많이 움직여주면 소화 기능이 살아나 배가 편안해진다. 이러한 장기마사지와 장운동을 꾸준히 하면 머리가 맑아지고 얼굴도 밝아진다. 상태에 따라 2개월 이상 장기마사지를 실행하면 여드름이 점차 가라앉는 등 좋은 효과를 볼 수 있다.

소화불량 여드름을 없애는 장기마사지
준비 마사지(5분) ➡ 기본 마사지(20분) ➡ 위 마사지(10분) ➡ 마무리 마사지(3분)
장운동 : 허리 회전 운동, 붕어운동, 천골치기 보조요법 : 명상 다이어트

변비 여드름을 없애는 장기마사지

섬유질이 부족한 식생활이나 장운동 불량으로 장내에 숙변이나 노폐물이 오래 머무르면 암모니아, 스카톨, 인돌 같은 엄청난 유독가스와 발암 물질이 발생한다. 바로 변비에 의한 열독이 피를 혼탁하게 하고, 이 혼탁한 피가 혈관을 타고 피부까지 전달돼 여드름이 생기는 것이다. 이러한 '변비 여드름'을 가진 사람은 흔히 아랫배에 가스와 숙변이 많이 차 있어 아랫배가 딱딱하거나 불룩하고, 장의 독소로 인해 여드름이나 뾰루지가 주로 이마에 나타난다.

이럴 경우 기본 장기마사지에 이어 대장과 간을 집중적으로 풀어주고, 장운동 불량으로 변비가 생기는 만큼 엉덩이 돌리기와 붕어 운동 등 장운동을 꾸준히 하는 것이 좋다. 그러면 대장운동 기능이 살아나서 배변이 편해지고 이마 쪽의 여드름도 차츰 줄어든다. 상태에 따라 2~3개월 정도의 집중적인 관리가 필요하고, 그 이후로도 습관적으로 장기마사지와 장운동을 실천하는 것이 좋다.

변비 여드름을 없애는 장기마사지
준비 마사지(5분) ➡ 기본 마사지(10분) ➡ 대장 마사지(10분)
간 마사지(10분) ➡ 마무리 마사지(5분)
장운동 : 엉덩이 돌리기, 쪼그려 앉기, 단전강화 배 두드리기
보조요법 : 장기 디톡스 프로그램, 복근운동, 변비해소 청개구리 호흡

생리통, 자궁 어혈 여드름을 없애는 장기마사지

몸의 하초에 해당하는 자궁의 기가 꽉 막히면 위장에 생긴 열이 아래로 내려가지 못해 얼굴로 몰리게 된다. 이럴 경우 매달 생리 때마다 반복해서 여드름이 생기기도 한다. 이것은 자궁벽에 쌓인 어혈성 독소가 생리혈로 배출되기 전에 여드름으로 드러나는 것이다. 또한 생리 주기가 다가오면 체내 프로게스테론이란 호르몬의 작용으로 모공 주변의 피지선이 자극돼 여드름이 악화되기도 한다.

하초의 문제, 즉 자궁이나 방광, 신장에 의한 여드름은 주로 입 아래쪽과 턱 주변에 잘 발생하고, 피부 융기와 결절, 낭종이 복합적으로 나타난다. 이러한 여드름이 생기는 사람 중에는 생리통, 생리불순, 자궁근종 등 아랫배에 문제가 있거나, 많이 긴장되어 있어 누르면 통증을 호소하기도 한다.

자궁 문제로 인해 여드름이 생긴 사람은 기본 장기마사지에 이어 신장과 아랫배를 집중적으로 풀어주면 아랫배가 따뜻해지고 기혈순환이 살아나 배가 편해지고 턱 주변의 여드름이나 뾰루지도 차츰 줄어든다. 쪼그려 앉기와 천골치기 등 장운동을 병행하면 1~2달 정도면 좋은 효과를 볼 수 있다.

아울러 아랫배가 냉해서 기혈순환이 정체되고 생리통이나 생리불순이 생기는 만큼, 장기마사지를 통해 여드름 치료와 함께 배의 문제도 줄일 수 있다.

생리통 · 자궁 어혈 여드름을 없애는 장기마사지
준비 마사지(5분) ➡ 기본 마사지(10분) ➡ 신장 마사지(10분) 하복부와 자궁 · 난소 마사지(10분) ➡ 마무리 마사지(3분)
장운동 : 허리 회전 운동, 쪼그려 앉기, 천골치기 **보조요법** : 청개구리 호흡, 약초(아로마) 하반신욕

성인 여드름을 예방·관리하는 생활요법

1. 여드름 악화 요인을 피한다.
정신적 스트레스와 과로, 잦은 과음, 유분이 많은 화장품 등은 여드름을 악화시키므로 피해야 한다. 화장은 너무 짙게 하지 말아야 하며, 원칙적으로 수용성 화장품을 사용한다.

2. 미지근한 물로 하루 2번 정도 세안을 꼼꼼하게 한다.
특히 녹차 세안은 여드름을 진정시킬 뿐만 아니라 피부를 더욱 보얗게 만들어준다. 세안법은 간단하다.
① 한번 우려 마시고 난 녹차를 헝겊에 싸거나 녹차 티백 2개 정도를 미지근한 물에 10분 정도 우려낸다.
② 세안 마지막 단계에서 얼굴을 헹군다. 녹차의 성분이 피부에 잘 스며들도록 원을 그리며 부드럽게 마사지하고 얼굴을 톡톡 두드려준다.
③ 찬물로 가볍게 한 번 헹궈준다. 하루 2회, 아침저녁으로 실천한다.

3. 장미, 박하, 솔잎, 무청 등 약초를 이용해 반신욕을 한다.
반신욕은 아랫배와 하체를 따뜻하게 해주는 반면 얼굴과 상체의 열을 빨리 떨어뜨려 여드름을 가라앉히는 데 좋다. 여기에 약초를 더하면 혈액순환 촉진과 기분 전환, 피부 개선에 더욱 탁월한 효과를 볼 수 있다. 열 체질은 박하, 해조류, 삼백초, 녹차 등을 이용해 반신욕을 하는 것이 좋고, 냉 체질은 오가피, 계피, 쑥, 형개 등을 이용해 전신욕을 하는 것이 좋다. 방법은 다음과 같다.

① 목욕 재료(50~100g)를 잘 씻은 후 면주머니나 베보자기에 싼다.
② 뜨거운 물을 받아 놓은 욕조에 담가 20분 정도 우려낸다. 재료에 따라서 찬물에 넣고 끓인 후 그 우린 물을 욕조에 넣기도 한다.
③ 욕조물이 적당한 온도(37~40℃)로 식으면 20분 정도 반신욕을 한다.
④ 반신욕을 마치면 흘린 땀을 가볍게 샤워로 헹궈낸다.

4. 맵거나 튀긴 음식 등 열을 내는 음식을 피한다.
여드름에 좋은 율무죽, 과일 채소즙(당근, 미나리, 양파)을 많이 먹는다.

5. 쑥차, 감초차, 오미자차, 은행잎차를 자주 마신다.
특히 쑥차는 자궁을 따뜻하게 해주는 효과가 있어 생리통, 생리불순, 냉이 심할 때 좋다. 감초에는 신경을 안정시키고 비위를 보해주는 성분이 들어 있어 스트레스로 신경이 날카롭거나 비위 기능이 나쁜 경우 제격이다.

6. 열이 많은 사람은 사우나, 찜질방은 피한다.
뜨거운 열이 여드름이나 뾰루지를 더욱 자극할 수 있다.

7. 함부로 짜지 않는다.
여드름을 잘못 짜면 세균으로 인해 2차 염증이 생기거나 여드름이 더 깊어져 흉터를 남길 수 있다. 따뜻한 물에 담근 타월로 1분 정도 얼굴에 얹어 모공을 연 뒤 거즈나 면봉으로 살짝 눌러 내용물만 짜내야 한다. 그러나 여드름이 붉게 된 화농성 여드름은 절대 건드려선 안 된다. 이런 경우는 장기마사지로 장을 제독하고 얼굴의 열을 가라앉혀 속부터 차츰 해결해나가는 것이 현명하다.

기미를 없애는
장기마사지

　장기마사지는 단순히 뱃살만 빼는 것은 아니다. 몸속에 쌓인 독소가 빠지기 때문에 피부가 깨끗해지는 것은 어쩌면 당연한 일이다.
　중년여성의 가장 큰 피부 고민은 단연 기미이다. 주로 30대 이후의 여성에게서 발생하지만, 요즘은 생활환경 악화와 잦은 일광 노출 때문에 20대에서도 흔하다. 기미는 햇빛에 자주 노출되는 부위인 얼굴에 거무스름한 얼룩 모양으로 많이 발생하므로 미용에 여간 성가신 존재가 아닐 수 없다.
　피부 표피 기저층에 자리 잡고 있는 멜라닌 색소는 자외선으로부터 피부를 보호하는 기능이 있다. 멜라닌이 검은 색소이기 때문에 빛을 흡수해 자외선 피해를 완화시켜 주는 것이다. 정상적인 상태에서 멜라닌 색소는 보통 28일 정도면 피부에서 떨어져 나간다. 하지만 피부 기능이 원활하지 못해 멜라닌 색소가 짙어지면 표피에 훨씬 오래 머무르는데 이것이 바로 기미, 주근깨이다.

기미, 주근깨 같은 과색소 침착은 주로 자외선을 지나치게 쬐거나 평소 잘못된 세안 습관으로 피부가 상하거나 불규칙한 생활로 피로가 쌓여서 생긴다. 하지만 근본적인 원인은 피부 각질을 떨어뜨리는 장기 기능이 약해지면서 혈액순환이 나빠지고, 신체의 신진대사 기능이 저하된 탓으로 보는 게 훨씬 정확하다. 젊고 건강한 피부는 피부세포의 복구 능력이 왕성해 각질층이 쌓여도 10일 정도면 떨쳐내 정상적인 피부색을 갖는다. 하지만 노화되고 건강하지 않은 피부는 각질을 떨쳐내는 속도가 늦어져 칙칙한 피부색이 더 오래 남는다.

이처럼 기미는 여드름과 마찬가지로 몸속 건강, 특히 오장육부의 상태와 깊은 관련이 있다. 얼굴에 기미가 생겼다면 바로 오장육부의 건강 상태부터 체크하여 바로잡는 것이 옳다.

기미는 피부 과색소가 어디에 오래 남는가에 따라 외피형, 진피형, 혼합형으로 나뉜다. 이중 기존의 피부미용사들이 관리할 수 있는 형은 외피형뿐이다. 진피·혼합형은 레이저 등의 의료적인 도움을 받으면 효과가 있지만, 부작용이나 재발이 잦다. 예민성을 동반한 기미 피부일 때는 더욱 돌이킬 수 없는 부작용이 따른다.

기미는 주름처럼 일종의 노화현상이거나 건강의 이상신호이므로 결국 자신의 건강관리가 기미 예방과 치유에 최선의 방법이다. 과색소 침착을 밖에서부터 억지로 벗기려 하기보다는 장기의 기능을 되살려 스스로 벗도록 만드는 것이 가장 자연스런 방법일 것이다. 장기마사지를 통해 장과 간, 신장을 청소하여 해독 기능을 왕성하게 하고, 아랫배를 집중적으로 풀어주어 기혈 순환이 살아나 호르몬 기능이 순조로워지면 속에서부터 기미나 잡티도 차츰 줄어든다.

아무리 좋은 화장품으로 피부를 가꾼들 몸속 영양분이 제대로 공급되지 않으면 뿌리 없는 나무와 같다. 혈관을 지나는 피와 영양소가 풍부하고 맑으면 피부도 자연히 윤기가 돌고 좋아지게 된다. 따라서 장기마사지와 장운동을 통한 장기 관리는 건강한 아름다움을 얻을 수 있는 내면 미용의 핵심이라 할 수 있다.

이제 장기 문제의 유형에 따라 얼굴에 기미가 끼는 양상을 설명하고, 그에 따른 장기마사지 관리법을 제시하고자 한다.

간 독소 기미를 없애는 장기마사지

간기가 울체된 사람은 지나치게 긴장을 하고 쉽게 피곤을 느낀다. 또한 매사에 신경질적이고 분노를 자주 폭발하며, 가슴이 답답하고 얼굴이 울긋불긋해지는 일이 잦다. 이렇게 간에 울화와 독소가 쌓이면 혈액순환이 나빠지고 해독 기능이 떨어져 색소 침착이 쉽게 일어나 기미가 된다.

간의 해독 기능이 살아나면 혈액이 맑아져 점차 피부의 이상 색소까지 정화된다. 나는 장기마사지 교육을 하다 심지어 피부의 노화 현상인 검버섯까지 엷어지는 것을 관찰한 적이 있다.

간 기능이 안 좋아 기미가 생긴 사람은 장기마사지로 간을 많이 풀어주는 것이 좋다. 간기가 위로 치받혀 심장에 화기가 많은 사람은 가슴 중앙이 유난히 아프다. 가슴의 임맥을 뚫어주고, 심장의 울화를 집중적으로 풀어주면 얼굴의 기혈순환이 원활해지면서 화색이 돌고 기미가 점차 엷어진다. 쪼그려 앉기와 천골치기 등의 장운동을 병행하면 장을 튼튼하게 하고 상체로 몰린 열을 재빨리 끌어내릴 수 있다.

기미와 주근깨 등 피부색소 침착 반응은 일종의 피부 노화 현상이므로, 단기간에 끝내겠다는 욕심을 버리고 3~4개월 이상 꾸준한 노력이 필요하다.

간 독소 기미를 없애는 장기마사지

| 준비 마사지(5분) ▶ 기본 마사지(10분) ▶ 간 마사지(10분) |
| 심장 마사지·임맥 뚫기(10분) ▶ 마무리 마사지(3분) |

장운동 : 쪼그려 앉기, 천골치기
보조요법 : 장기 디톡스 프로그램, 명상 다이어트

신장 기능 저하 기미를 없애는 장기마사지

신장 기능의 저하는 원래 허약한 체질을 타고 났거나 출산 후, 장기간 병을 앓고 나서 기력이 급격히 떨어졌을 때, 나이가 많이 들었을 때 찾아온다.

신장이 약해지면 몸의 수분이 제대로 순환하지 못해 피부가 거칠어지고 잡티와 기미가 낀다.

이러한 사람은 신장을 집중적으로 마사지해주면 신장 기능이 살아나 몸의 부종이 줄어들고 몸이 가벼워진다. 장운동으로는 천골치기, 단전강화 배 두드리기를 병행하면 뱃심이 생겨 신장의 원기도 강화된다. 신장 기능을 되살리려면 6개월 이상 꾸준한 관리가 필요하다.

신장 기능 저하 기미를 없애는 장기마사지
준비 마사지(5분) ➡ 기본 마사지(10분) ➡ 신장 마사지(10분)
➡ 마무리 마사지(3분)
장운동 : 허리 회전 운동, 천골치기, 단전강화 배 두드리기
보조요법 : 파도 호흡, 복근 운동

비장 기능 저하 기미를 없애는 장기마사지

비위가 약하면 소화불량으로 식욕이 떨어지고 윗배에 가스가 자주 찬다. 또한 손발이 차고 얼굴과 팔다리가 잘 붓기도 한다.

한의학에서는 비장이 위장에서 소화시킨 기운을 온몸으로 골고루 돌려주는 기능을 한다고 본다. 따라서 비장이 약하면 음식물의 맑고 깨끗한 기운을 몸 구석구석 제대로 공급할 수 없어 결국 얼굴빛이 칙칙해지고 기미가 끼게 되는 것이다.

이러한 사람은 장기마사지로 비위를 집중적으로 풀어주면 소화기능이 왕성해지고 장의 흡수율도 높아져 얼굴빛이 밝아지고 기미도 차츰 줄어든다. 엉덩이 돌리기, 붕어 운동 등의 장운동은 특히 위장을 운동시키는 데 큰 도움이 된다. 상태에 따라 2~3개월 정도 노력하면 얼굴빛이 몰라보게 달라진 자신을 발견할 수 있을 것이다.

비장 기능 저하 기미를 없애는 장기마사지
준비 마사지(5분) ➡ 기본 마사지(20분) ➡ 위장·비장 마사지(10분) ➡ 마무리 마사지(3분)
장운동 : 엉덩이 돌리기, 붕어운동
보조요법 : 명상 다이어트, 족욕

임신·난소 기능 저하 기미를 없애는 장기마사지

임부 중 절반 이상이 임신 3개월 후쯤부터 기미를 경험한다. 임신을 하면 멜라닌 자극 호르몬이 약 100배로 증가해 피부 색소를 쉽게 형성하기 때문이다. 이렇게 생긴 기미는 출산 후 자연스럽게 없어지기도 하지만 자칫하면 아예 피부에 고착될 수 있으므로 세심한 관리가 필요하다. 폐경으로 인한 난소 기능 저하 등 여성호르몬의 부조화나 급격한 변동도 인체의 항상성을 위협해 기미를 만드는 원인이 된다.

임신 중에는 아랫배와 배꼽 주변을 가볍게 쓸어주는 정도의 마사지가 좋다. 출산 후 자궁을 비롯한 장기를 회복시키고 트고 늘어진 뱃살을 빨리 원상태로 되돌리기 위해 집중적인 장기마사지가 필요하다.

기본 장기마사지에 이어 아랫배를 집중적으로 마사지해 주고, 특히 꼬집어 비틀기나 문지르기 등을 실시하여 배의 탄력을 빠르게 회복시키면 아랫배의 기혈순환이 살아나고 호르몬 기능도 순조로워져 기미나 잡티도 차츰 줄어들 것이다.

천골치기, 단전강화 배 두드리기 등의 장운동을 병행하면 아랫배 탄력은 물론 신장 기능을 강화시키는 데도 큰 도움이 된다. 상태에 따라 2~3개월 이상 꾸준히 실천하면 많은 변화를 체험하게 될 것이다.

임신 · 난소 기능 저하 기미를 없애는 장기마사지
준비 마사지(5분) ➡ 기본 마사지(10분) ➡ 신장 마사지(10분)
하복부와 자궁 · 난소 마사지(10분) ➡ 마무리 마사지(3분)
장운동 : 허리 회전 운동, 천골치기, 단전강화 배 두드리기
보조요법 : 복근운동, 약초 하반신욕

기미를 예방·관리하는 생활요법

1. 기미 악화 요인을 피한다

강한 햇빛, 피임약이나 부적절한 화장품의 과용, 잘못된 강한 세안, 과로나 수면 부족 등으로도 기미가 생길 수 있으니 생활습관을 고치도록 한다.

2. 일주일에 하루 정도는 화장 안 하는 날로 정한다.

화장품에 함유된 인공합성 물질이 피부를 자극하거나, 두터운 화장 때문에 피부가 숨을 제대로 쉬지 못하면 모공이 커지고 피부가 빨리 늙는다. 일주일에 한번이라도 피부를 쉬게 하여 자생력을 회복할 수 있는 기회를 충분히 주자.

3. 일주일에 두 번 정도 쌀뜨물, 우유 세안 등으로 피부에 활력을 준다.

쌀뜨물이나 우유에는 각종 비타민과 미네랄이 녹아 있어 피부 세포를 활성화시키고 기미와 주름을 막아준다. 가끔 자연스런 방법으로 온갖 화장품에 찌든 피부에 활력과 영양을 보충해주자.
① 쌀뜨물을 피부 온도에 맞게 따뜻한 물과 섞는다.

② 쌀뜨물로 얼굴을 씻고 영양소가 피부에 잘 스며들도록 얼굴을 손바닥으로 가볍게 두드려준다.
③ 찬물로 가볍게 한번 헹궈준다.

4. 녹두, 감초, 감자, 율피, 당귀, 쑥, 찹쌀, 꿀 등을 이용하여 천연 팩을 만들어 사용한다.

① 감자 반 개를 강판에 간다.
② 감초 분말과 찹쌀가루 각각 1티스푼을 감자 간 것과 걸쭉하게 섞는다.
③ 따뜻한 타월을 얼굴에 잠시 덮어 모공을 열어준다.
④ 감초·감자 팩을 얼굴 전체에 고루 바른다.
⑤ 이 상태로 20분 정도 장기마사지를 한다.
⑥ 미지근한 물로 씻어내고 찬물로 마무리한다.

5. 국화, 다시마, 솔잎, 무청 등을 이용하여 반신욕을 한다.

약초의 성분이 각 장기의 기능을 활발하게 하고 피부의 독소와 열을 제거하여 피부를 더욱 맑게 만들어준다.

6. 매실차, 유자차, 대추차, 구기자차, 은행잎차, 당귀차를 자주 마신다.

매실차는 간에 좋아 피로 회복에, 구기자차는 신장에 좋아 원기 회복에, 유자차와 대추차는 맛이 온화하여 비위에, 은행잎차는 심장에 작용하여 혈액순환에, 당귀차는 자궁을 청소하고 여성호르몬 분비에 각각 도움이 된다.

· 얼굴 팩과 함께 하는 장기마사지 내면 미용

스킨케어 과정에서 얼굴에 팩을 한 후 장기마사지를 하면 속피부까지 깨끗하게 가꿀 수 있어 건강과 아름다움이라는 두 마리 토끼를 잡을 수 있다. 여기 관리 순서는 일반적인 경우이고 피부 타입이나 피부 트러블에 따라 관리 과정을 추가하거나 특정 제품을 사용하면 더욱 큰 효과를 볼 수 있다. 얼굴 팩은 녹두, 감초, 감자, 율피, 당귀, 쑥, 찹쌀, 꿀 등을 이용하여 천연 팩을 만들어 사용한다.

① 하루종일 화장으로 피곤해진 얼굴을 클렌징 크림이나 오일 등으로 10분 동안 깨끗하게 씻어준다.
② 세안이 끝난 후 지친 피부를 정돈해주기 위해 얼굴에 마스크 팩을 하거나 영양크림으로 마사지를 한 상태에서 20분 동안 장기마사지를 해준다.
③ 장기마사지가 끝나면 스킨, 로션 등으로 피부를 정돈한 후 10분 동안 얼굴 활력 마사지를 한다.

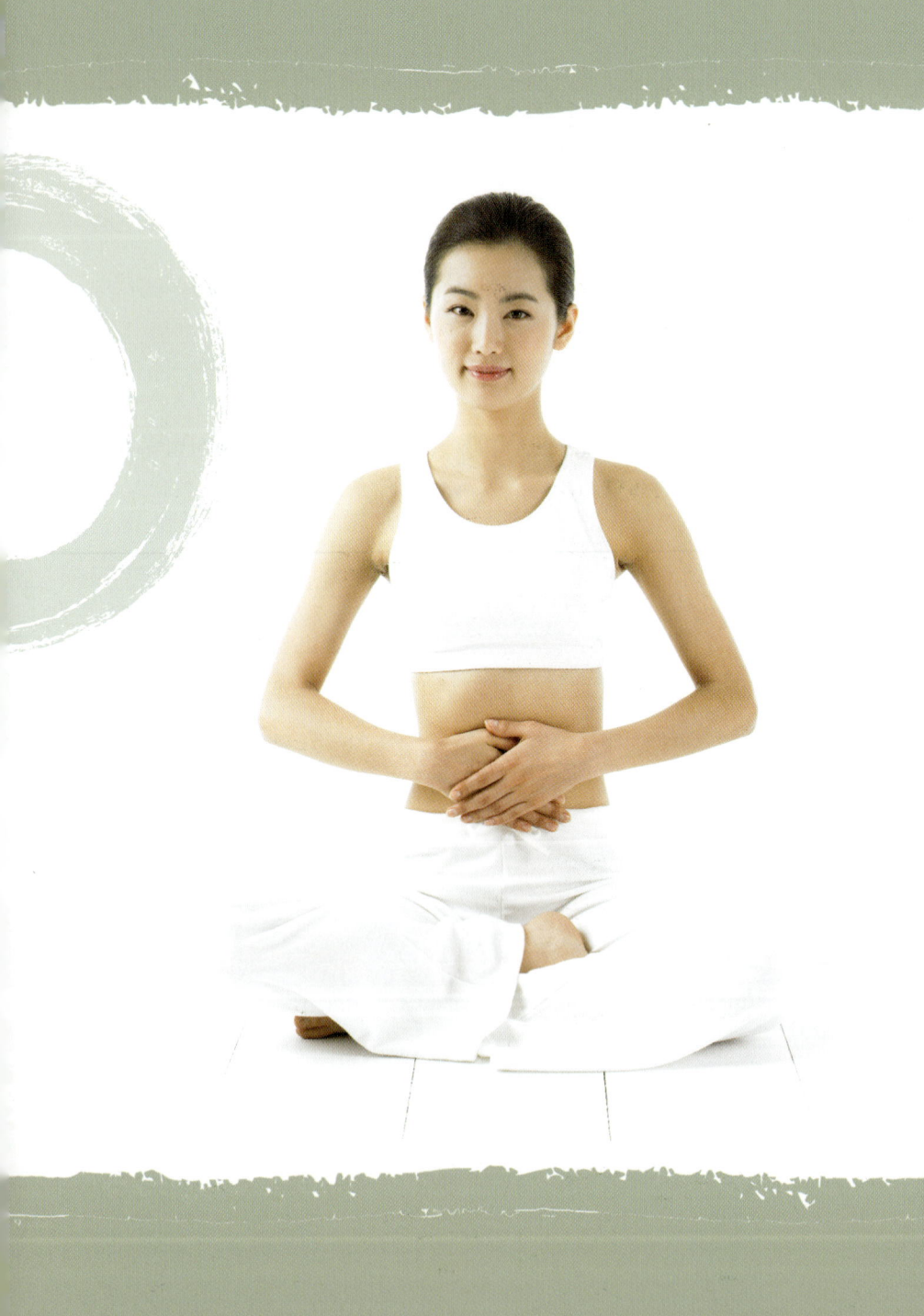

[5부]

장기마사지 효과 120% 높이기

　장기마사지로 건강하고 깨끗해진 몸을 반질반질하게 닦아놓은 빈 그릇에 비유해보자! 이제 그 그릇에 어떤 것을 담아낼지 상상해보자! 허섭스레기 같은 음식물을 담아 예전과 같아지는 것도, 갖은 영양소를 골고루 갖춰 최고의 만찬을 차려내는 것도 오직 당신 손에 달려 있다. 장기마사지로 되살아난 건강상태가 바탕이 되면 복근운동을 병행해 누구나 선망하는 근육을 만드는 일도 막연히 헬스클럽에 다니는 것보다 훨씬 수월하고 더 큰 효과를 볼 수 있다. 아울러 기공 호흡 같은 명상 운동은 심신을 고루 편안하게 하며, 건강을 지켜나가는 의지의 버팀목이 돼준다. 건강은 어떻게 유지하느냐, 하는 것이 관건이다. 이제 장기마사지의 효과를 더욱 드높일 수 있는 생활 속의 식습관과 1주일 만에 내 뱃살지수를 눈에 띄게 줄일 수 있는 프로그램까지, 장기마사지 효과를 120%까지 높여 새로운 건강 인생을 찾고, 평생 동안 유지할 수 있는 다양한 프로그램을 알아보자!

나만의 장기마사지
프로그램을 만들자!

앞에서 우리는 장기마사지의 구체적인 절차와 개인의 체형이나 체질·특성에 따른 다양한 장기마사지 방법을 살펴보았다. 물론 그것만으로도 장기마사지의 탁월한 효능을 맛볼 수 있다. 어쩌면 이미 여전히 스트레스가 많은 일상에 어깨가 축 늘어져 있지만, 버스를 타고 출퇴근하는 길이나 잠들기 전 뱃살을 꾹꾹 눌러보거나 흔들어보는 습관이 생겼을 수도 있다.

장기마사지로 되살아난 몸을 보다 효과적인 방법으로 지켜나갈 수 있는 방법은 다양하다.

장기마사지로 건강하고 깨끗해진 몸을 반질반질하게 닦아놓은 빈 그릇에 비유해보자! 이제 그 그릇에 어떤 것을 담아낼지 상상해보자! 허섭스레기 같은 음식물을 담아 예전과 같아지는 것도, 갖은 영양소를 골고루 갖춰 최고의 만찬을 차려내는 것도 오직 당신 손에 달려 있다. 장기마사지로 되살아난 건강상태가 바탕이 되면 복근운동을 병행해 누구나 선망하는 근육을 만드는 일도 막연히 헬스클럽에 다니는 것보다 훨씬 수월하고 더 큰 효과를 볼 수 있으며, 일상생활에서 기공호흡법을 해주면 심신이 고루 편안해지며, 건강을 지켜나가는 의지의 버팀목이 돼준다.

이런 여러 가지 보조 건강법을 익혀 장기마사지를 중심으로 하나의 건강 다이어트 프로그램을 구성한다면, 몇 달 혹은 몇 년씩 쳇바퀴 돌 듯 지루하게 반복하는 건강법보다 훨씬 효과적으로 건강을 되살릴 수 있다.

건강은 어떻게 유지하느냐, 하는 것이 관건이다. 이제 장기마사지의 효과를 보다 드높일 수 있는 생활 속의 식습관과 1주일 만에 내 뱃살지수를 눈에 띄게 줄일 수 있는 프로그램까지, 장기마사지 효과를 120% 높여 새로운 건강 인생을 찾고, 평생 동안 유지할 수 있는 다양한 프로그램을 알아보자!

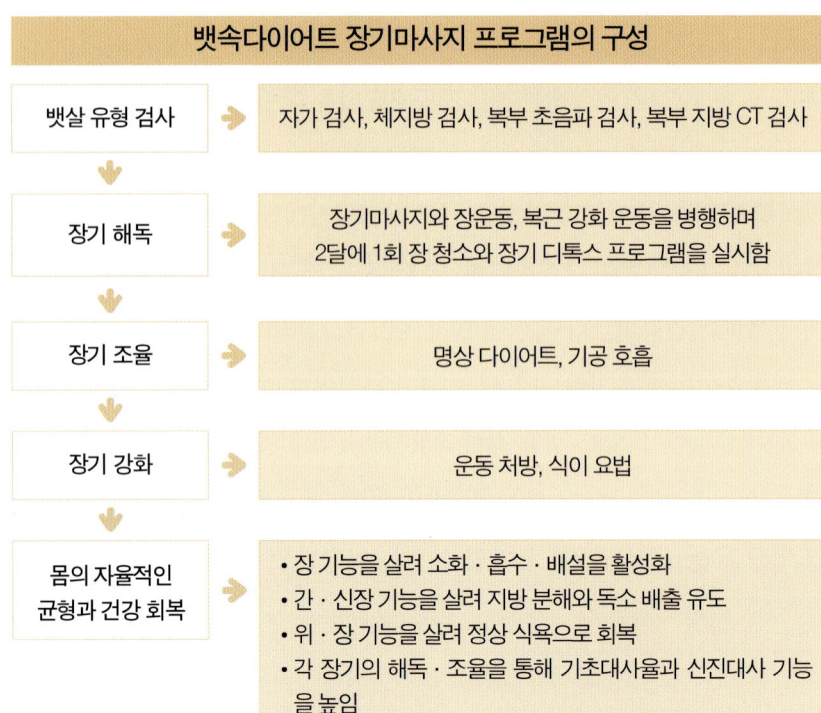

코르셋 복근을 만드는
복근운동 5가지

배가 가늘게 보인다고 모두 건강하고 예쁜 것은 아니다. 힘없이 늘어진 근육으로 둘러싸인 배는 홀쭉하더라도 볼품없고 내장도 허약하기 쉽다. 앞배는 판판하고 허리선은 S자 곡선을 자랑하는 근육질 몸매야말로 아름다우면서 건강하다고 할 수 있다.

탄탄하고 날씬한 배를 만들기 위해서는 복근운동이 효과적이다. 장운동과 장기마사지로 배와 장기를 청소하고 말랑말랑하게 풀었다면 그 이후에는 복근운동으로 배의 힘과 탄력을 더욱 붙일 필요가 있다.

복근이 튼튼하고 뱃심이 있어야 몸의 중심이 잡혀 상체와 하체는 물론, 허리까지 안정된다. 배가 허약하거나 뱃살로 배가 무거운 사람들이 만성 요통에 시달리고 자세까지 비뚤어지는 것도 바로 그런 이유 때문이다. 근육조직이 발달하면 활동대사량은 물론 기초대사량까지 함께 증가해 내장지방과 피하지방을 모두 분해하는 이점도 있다.

복부 근육은 크게 복직근, 복사근, 복횡근으로 이루어져 있다. 복직근을 단련하면 앞배가 판판해지고, 복사근과 복횡근을 강화하면 밋밋한 허리가 날씬한 S자 허리선으로 다듬어진다. 따라서 복직근 운동과 더불어 복사근 운동을 반드시 병행해야 아름다운 허리선까지 만들 수 있다는 사실을 명심해야 한다.

복근운동은 널찍한 공간도 필요 없고 비교적 간단하게 실행할 수 있다. 잠자기 전이나 잠을 깬 직후 장운동과 장기마사지 후 5분 정도 하면 매력적인 몸매뿐만 아니라 생생한 활력까지 얻게 된다.

복직근 단련_누워 상체와 엉덩이 들어올리기

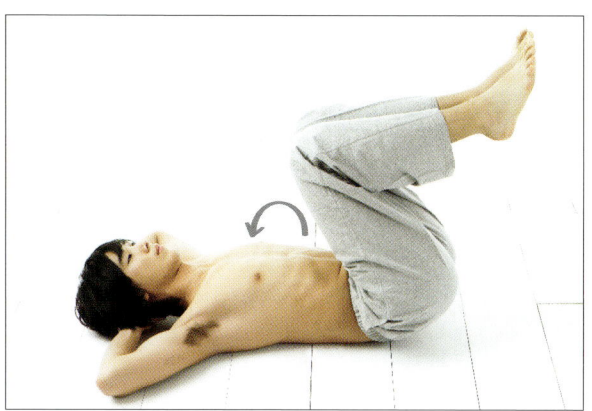

1. 하복직근 단련하기
바닥에 누워 발을 모은 채 무릎을 구부려 발을 바닥에서 적당히 든다. 양손은 깍지 끼어 머리 뒤를 감싸고 고개는 조금 든다. 이 상태에서 숨을 내쉬며 엉덩이와 등 아래쪽을 들어올려 움츠린 상태를 약 5초간 유지한다. 이때 상체는 움직이지 않는다.

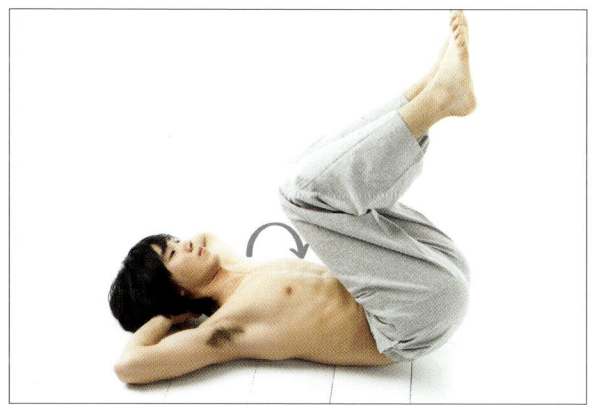

2. 반복하기
숨을 들이쉬며 엉덩이를 천천히 처음 자세로 가져오고 같은 동작을 10회 정도 반복한다.

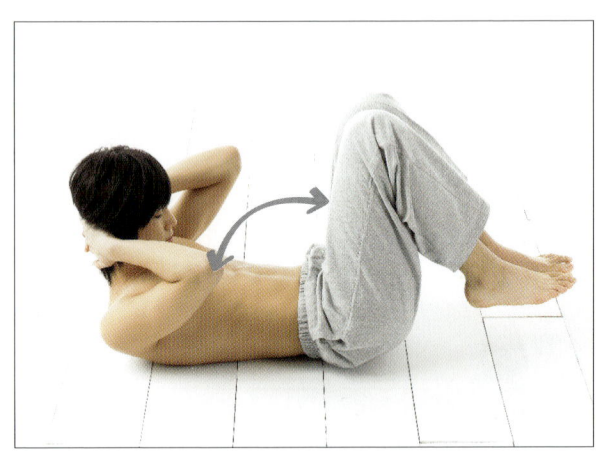

3. 상복직근 단련하기
하복직근 단련하기와 같은 자세에서 숨을 내쉬며 상체를 최대한 들어올려 약 5초간 유지한다. 엉덩이는 움직이지 않는다. 숨을 들이쉬며 상체를 천천히 처음 자세로 가져오고 같은 동작을 10회 정도 반복한다.

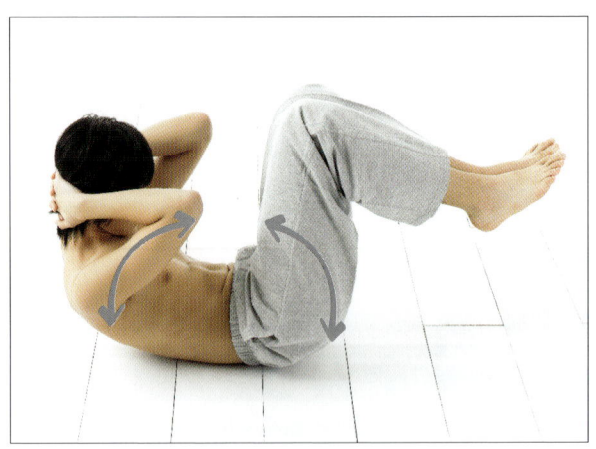

4. 복직근 전체 단련하기
위와 같은 자세에서 숨을 내쉬며 엉덩이와 상체를 동시에 들어올려 움츠린 상태를 약 5초간 유지한다. 숨을 들이쉬며 천천히 처음 자세로 돌아가고 같은 동작을 10회 정도 반복한다.

복사근과 상복직근 단련_누워 상체 올려 좌우로 비틀기

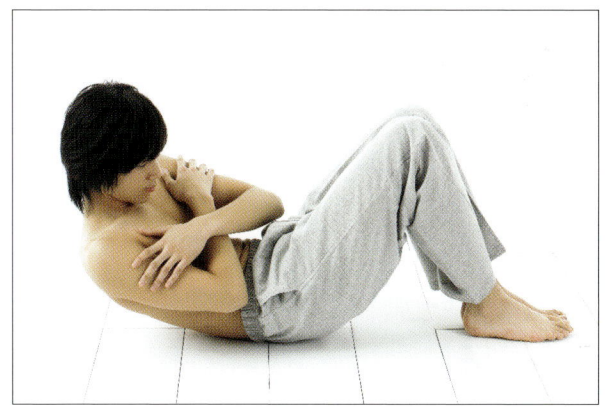

1. 눕기
바닥에 누워 발을 모은 채로 무릎을 구부린다. 그림과 같이 양팔을 가슴에서 교차시켜 반대쪽 상박을 잡는다. 숨을 내쉬며 상체를 왼쪽으로 최대한 비틀며 들어올려 약 5초간 유지한다.

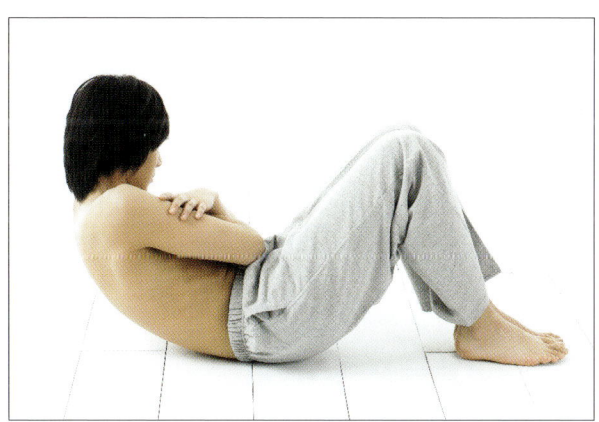

2. 반복하기
숨을 들이쉬며 상체를 천천히 처음 자세로 가져오고 반대쪽으로 같은 동작을 반복한다. 양쪽 각 5회씩 모두 10회 정도 실시한다.

복사근 단련_옆으로 다리 들어올리기

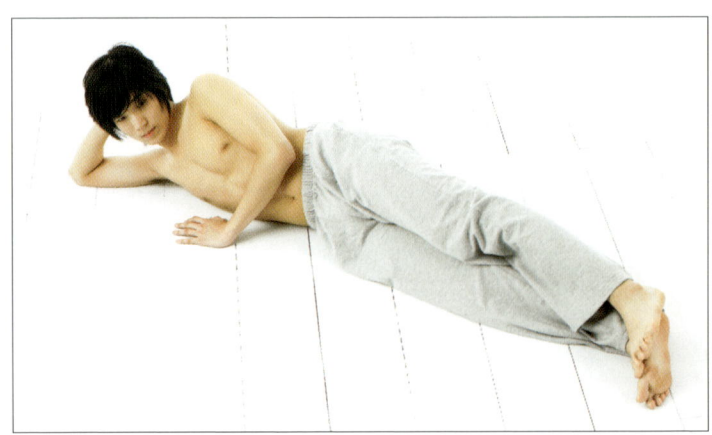

1. 눕기
그림처럼 옆으로 누워 팔을 바닥에 대고 상체를 약간 일으킨다. 양다리는 쭉 뻗어 포갠다.

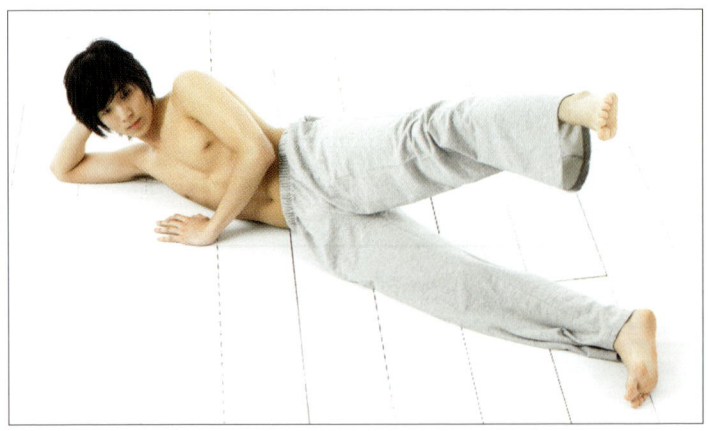

2. 다리 들어올리기
윗다리를 최대한 위로 들어올려 3초 정도 유지했다가 천천히 아래로 내린다. 이때 허리가 굽어지지 않도록 한다. 이 운동은 등허리를 감싸고 있는 요방형근도 미끈하게 단련시켜 준다.

몸과 마음이 편안해지는
기공 호흡법

누구나 한순간도 쉬지 않고 하는 호흡으로 뱃살을 뺀다고 하면 의아해하는 사람들이 많을 것이다. 하지만 호흡은 제대로 하기만 하면 아주 효율적으로 뱃살을 뺄 수 있는 수단이다. 왜 그럴까?

우선 장기마사지와 관련하여 말하면 깊은 복식호흡으로도 다른 형태이긴 하지만 장기마사지가 이루어질 수 있다는 사실을 알아야 한다. 호흡은 늑간 근육과 횡격막의 팽창에 의해 진행된다. 이때 호흡을 깊게 하면 횡격막의 하강으로 강한 복부 압력을 만들어 장을 포함한 각 장기들이 활발하게 움직이게 된다. 이에 따라서 오장육부의 해독이 순조롭게 이루어지고 몸의 신진대사도 촉진된다. 이렇게 배를 많이 움직이게 되면 복뇌와 단전을 일깨우고 인체의 중심부인 배의 기혈과 림프 순환까지 촉진시키게 된다. 또한 깊은 호흡으로 한껏 들이마신 산소는 혈액을 통해 인체 곳곳에 퍼져나가 불필요한 노폐물과 지방을 태우는 불쏘시개 역할을 하게 된다.

한마디로 부드러움이 강함을 제압한다고 할까!

빠르고 격렬한 운동은 근육과 뼈를 단련하고 에너지 소모를 촉진시키기는 하지만 관절과 근육에 문제를 일으키거나 활성산소(유해산소)를 발생시켜 피로와 노화를 촉진시킬 수 있다. 하지만 기공 운동과 복식호흡은 장운동처럼 움직임이 적고 느려도 근육 운동보다 내장을 많이 움직이고 기운과 마음의 흐름까지 함께 다스려주는 장점이 있다. 즉 기공 운동과 복식호흡은 오장육부를 강화시키고 우리 몸의 신진대사와 기혈순환을 활발하게 만들어 몸 스스로가 불필요한 지방이나 노폐물은 태워버리도록 돕는다는 것이다. 따라서 체력 소모는 작지만 생리적인 효과를 극대화시키므로 중년 이후에 더욱 필요한 운동법이라고 볼 수 있다.

기공 호흡의 또 다른 이점은 분주한 마음을 다잡아 몸과 마음을 하나로 묶어준다는 데 있다. 생명의 중심이자 뿌리에 해당하는 배꼽에 깊이 숨이 닿으므로 몸, 마음, 정신이 하나로 통합돼 항상 평온한 상태를 유지할 수 있다. 마음이 평온해지면 가슴 속에 쌓인 슬픔, 증오, 분노, 스트레스 등 억압된 감정도 어느덧 스르르 풀어져나갈 것이다.

지금부터 땀을 흘리지 않는 운동으로 인체의 자율 조정 기능을 되살리는 기공 호흡의 깊은 매력에 푹 빠져보면 어떨까?

뱃살 연소와 변비 해소를 위한 청개구리 호흡

　청개구리 호흡(靑蛙功)은 몸을 허벅지 쪽으로 약간 숙여 호흡할 때 부풀어 오른 배가 허벅지를 압박하게 한다. 이때 가중된 복부 압력은 장운동을 촉진하여 숙변을 밀어낼 뿐만 아니라 장기의 활동을 촉진시켜 불필요한 지방을 태워버린다. 바로 호흡을 통한 마사지 효과가 땀 흘리지 않는 뱃살 빼기를 가능하게 하는 것이다. 이 청개구리 호흡은 조용한 장소에서 안정된 자세를 취한 상태에서 하는 것이 정식이다. 하지만 이를 응용하여 화장실에서 하면 바로 용변을 편하게 볼 수 있는 효과를 얻을 수 있다.

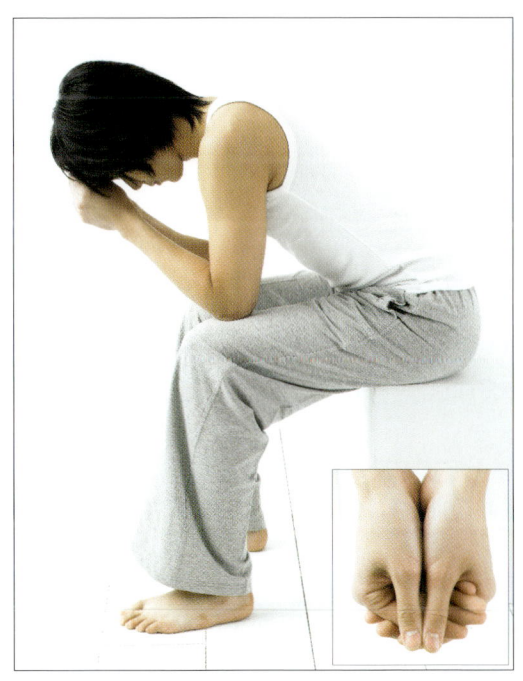

1. 우선 편안한 옷을 입고 온수를 한 컵 마시고, 적당한 높이의 의자에 앉는다. 양 무릎은 어깨 너비와 같게 벌리고 종아리는 허벅지와 90° 수직이 되게 한다. 이때 넓적다리는 대략 수평을 이루거나 무릎 쪽이 좀 높도록 한다. 한 주먹을 가볍게 쥐고 다른 한 손으로 주먹을 감싸 쥐고서 양 팔꿈치를 무릎 위에 세운다. 고개를 수그려 앞이마를 엄지와 집게손가락 쪽의 주먹 위에 얹는다.

2. 자세를 잡았으면 눈을 가볍게 감고 온몸의 긴장을 이완시킨다. 먼저 한숨 길게 내쉬어 몸이 나른하게 풀어지는 듯한 느낌이 들게 한다. 과거의 가장 유쾌했던 일이나 앞으로 날씬해질 자신의 이상적인 몸매를 머릿속에 그리면서 1~2분 동안 잡념을 몰아낸다.

3. 이제는 오직 호흡에만 정신을 집중하며, 본격적인 청개구리 호흡을 시작한다. 우선 코로 크게 숨 들이쉰 후 서서히 토해낸다. 날숨은 가늘고 고르고 느리게 한다. 내쉴 때는 온몸의 힘을 빼며, 뱃속에서 숨을 내쉼에 따라 아랫배가 점차 이완되면서 꺼져 들어감을 느낀다. 숨을 모두 뱉어낸 다음, 코를 통해 가늘고 고르고 느리게 숨을 들이쉰다. 숨을 들이마심에 따라 아랫배가 점점 부풀어 오르게 한다. 들숨과 함께 아랫배가 점점 팽창되어 어느 정도 포만 상태에 이르렀다면 약 2초간 숨을 멈춘다. 그 다음에 다시 숨을 마저 짧게 들이쉰 후 곧바로 서서히 숨을 내쉰다.

4. 지금까지의 호흡방식을 정리하면 '내쉼→들이쉼→2초 정지→짧게 들이쉼→내쉼'의 순서이며 이것을 계속 되풀이하면 된다. 호흡 중에 흉부는 거의 움직이지 않고 청개구리처럼 아랫배만 불룩거린다. 마치 배만 불룩거리는 청개구리와 같다 해서 '청개구리 호흡(청와공)'이라 한다.

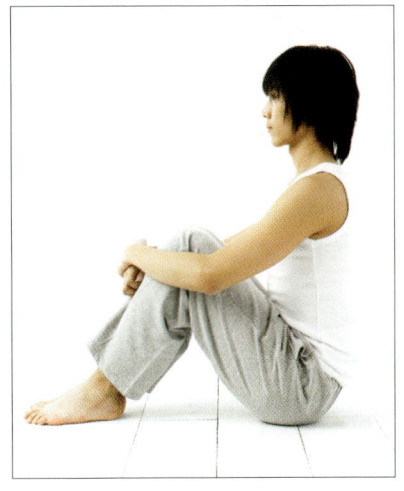

5. 처음에는 5분 정도 실시하고 차츰 10~15분 정도까지 시간을 늘려나간다. 횟수는 매일 2회 정도가 적당하며, 변비가 심할 때는 화장실에서도 실시하여 배변을 돕도록 한다. 또한 선인좌(仙人坐)라고 하여 사진과 같은 자세로 바닥에 앉아서 호흡해도 같은 효과를 얻을 수 있으니 짬짬이 편하게 청개구리 호흡을 하기 바란다. 이 호흡을 실시하다가 가슴이 답답하거나 숨이 흐트러진다거나 하면 수련을 멈추거나 잠시 쉬었다가 안정되면 다시 시작한다.

6. 끝낼 때는 양 손바닥을 뜨거워지도록 맞비벼 얼굴을 9번 이상 아래에서 위로 문지른 후 열 손가락 끝으로 9번 빗질을 하듯 두피를 긁어 넘긴다. 그러고 나서 천천히 눈을 뜨며 크게 기지개를 켜면서 심호흡을 한 번 하는 것으로 청개구리 호흡을 끝낸다.

공복감을 즉시 잠재우는 파도 호흡

　파도 호흡(饊浪功)은 파도와 같은 모양을 만드는 호흡으로 공복감을 잠재우는 데 탁월한 효과를 발휘한다. 공복감이 느껴질 때마다 40여 회 실시하면 대부분의 경우 당장 공복감이 사라진다. 40회를 한 후에도 공복감이 여전하면 20회 가량 더하면 된다. 식사 전에 하면 포만감을 일으켜 과식을 예방할 수 있으니 세 끼 식사 전에도 실행하기 바란다. 하지만 뱃속이 몹시 거북해지는 등 부작용이 발생하면 식사 전에는 하지 않는 게 좋다. 또한 식사 후에는 위에 부담이 가므로 파도 호흡을 해서는 안 된다.

　단순히 호흡으로 어떻게 공복감이 해소되는 것일까? 우선 호흡을 통해 뱃속의 기운이 든든해지면 공복감을 줄일 수 있고 적게 먹어도 영양 부족 현상이 생기지 않는다. 적게 먹어도 영양분의 흡수율이 높아지고 인체의 에너지대사 효율도 극대화된다는 의미이다.

　한편 사람이 배고픔을 느끼게 되는 이유는 위액이 위 점막을 자극하여 머리로 공복감 신호를 보내기 때문이다. 그런데 파도 호흡과 같은 배의 움직임을 통해 위액이 장으로 밀려나거나 분산되면 공복감이 줄어들 수밖에 없는 것이다. 이렇게 호흡만으로도 그토록 진절머리나는 식욕을 줄일 수 있으니 얼마나 신나는 일인가?

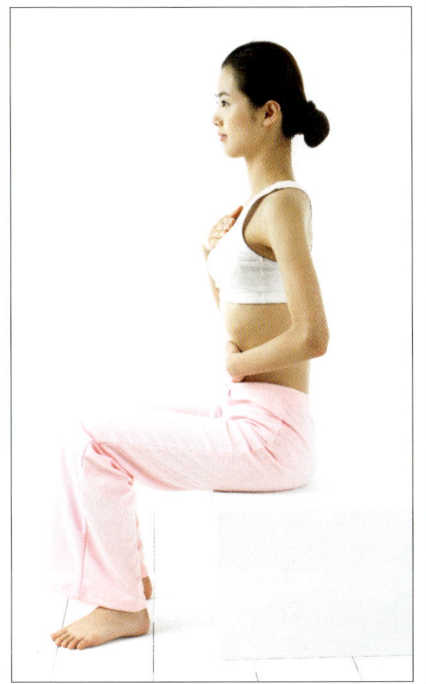 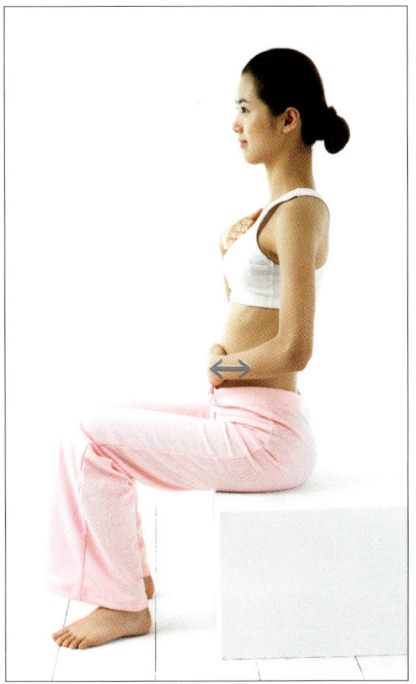

1. 편안한 복장으로 온수를 한 컵 정도 마시고 시작한다. 파도 호흡은 선 자세나 앉은 자세로도 할 수 있고 누운 자세에서도 가능하다. 한 손을 가슴에, 다른 한 손은 배에 얹고서 실시하면 호흡이 잘 되고 있는지 가늠할 수 있어 더욱 좋다. 누운 자세에서는 양 무릎을 굽혀 세우도록 한다.

2. 호흡은 코로 해도 되고 입으로 해도 된다. 다만 숨을 들이쉴 때는 가슴을 내밀어 부풀어 오르게 하고 배는 움츠러들게 한다. 그리고 숨을 내쉴 때는 반대로 가슴을 수축시키고 배를 불룩 나오게 한다.

3. 가슴과 배의 기복 운동은 무리를 하지 않는 범위 내에서 되도록 크게 한다. 너무 무리하거나 지나치게 힘을 쓰면 호흡이 흐트러지고 어지러움을 느낄 수 있으니 주의하기 바란다.

4. 호흡 속도는 평상시보다 두 배 가까이 빠르게 한다. 그러나 시험 삼아 해 보고 무리를 느끼면 더욱 깊고 길게 호흡하는 대신 속도를 적절히 조절하도록 한다.

상상하는 대로 빠지는
명상 다이어트

"매번 새로운 다이어트를 시작하지만 끝까지 실천에 옮긴 적이 없다."
"먹을 것이 앞에 있으면 참지 못하고 먹는다."
"운동을 규칙적으로 하겠다고 결심하지만 막상 시작하려면 몸이 움직여지지 않고 조금이라도 더 방바닥에 붙어 있기를 좋아한다."

아름다운 몸매에 관심이 있거나 몸무게를 줄여야겠다고 결심했던 사람들의 대부분은 크고 작은 이런 실패 경험이 있다. 날씬한 몸매에 대한 욕구가 그토록 강렬한데도, 왜 매번 의지나 결심이 무기력하게 꺾이고 마는 것일까? 혹시 인간의 의지나 습관을 지배하고 있는 다른 힘이 숨어 있는 것은 아닐까?

최면요법의 선구자인 에밀 쿠에 박사는 "상상력과 의지력이 부딪히면 상상력이 의지력을 압도한다."고 말한 바 있다. 바로 그렇다. 상상력은 의지력을 항상 이긴다! 예를 들어, 지금 몹시 신 사과를 상상하면서 침이 입에 고이지 않도록 애써보지만 결국 상상력이 의지력을 물리치고 입에 침이 고이고 만다. 이 말은 잠재의식이 현재의식보다 거대하고 힘이 세다는 의미와 통한다. 빙산의 일각이 현재의식이라면 물속에 잠겨 있는 나머지 거대한 부분이 잠재의식이라고 비유할 수 있다. 그런데 잠재의식은 의지나 생각보다 상상과 이미지로 표현된다. 한마디로 상상은 단순한 공상이 아니라 우리의 의지보다 훨씬 강력한 '창조적 힘'이다.

잠재의식이 잘못된 식습관을 부른다

비만의 원인을 캐들어가면, 자신에 대한 부정적인 이미지나 잠재의식이 불만족스런 현재의 모습을 만드는 데 일조한 사실을 알 수 있다. 음식 조절이나 운동이 제대로 되지 않는 원인도 잘못된 습관이 잠재의식으로 남아 있는 탓이 크다는 사실을 알아야 한다. 물론 이는 앞에서 계속 강조한 바와 같이 장기 기능이 망가져 인체의 자기 조절력이 떨어진 것과도 무관하지 않다. 궁극적으로 마음과 몸은 서로 영향을 주고받기 때문이다.

어쨌든 잠재의식을 포함한 우리의 마음에는 각종 도피기제나 불만, 분노, 자기부정이나 자기비하, 외로운 감정, 애정결핍 등 많은 부정적인 감정들이 복합적으로 숨어 있다. 이런 감정을 해소하는 데는 먹는 행위가 가장 쉬운 해결책이 될 수 있다. 마음껏 먹고 나면 포만감을 느끼고, 배가 부르면 안정이 되면서 편안해지기 때문이다. 따라서 생각으로는 날씬한 몸매를 가꾸고 싶지만 도피기제나 불만 등의 무의식적인 욕구를 충족시키기 위해 자신도 모르게 식탐이나 무기력에 빠져들곤 한다.

많은 경우 음식에 대한 잘못된 잠재의식이나 부정적인 자기 이미지는 방어력이 거의 없는 유아기 때 형성된다. 어렸을 때 음식과 관련된 즐거운 기억이나 경험, 먹는 것으로 보상받곤 한 경험, 음식을 남겨서는 안 된다는 부모의 교육, 통통한 아이가 건강하다는 주변의 말 등등이 모두 현재의 식습관이나 자기 이미지에 영향을 미친다.

건강한 상상이 건강한 몸을 만든다!

항상 언니의 헌 옷을 물려받아 입곤 했던 한 여성이 있었다. 그녀는 새 옷을 입고 싶어 '만약 내가 뚱뚱하다면 언니의 옷을 입지 않아도 될 텐데……'라고 생각하곤 했다. 그 순간부터 그녀의 상상대로 살이 찌기 시작했고, 10대를 거치고 어른이 되어서도 계속 체중이 늘어났다. 잠재의식 속에서 늘 원했던 자신의 목적을 달성하고 만 것이다. 이렇게 상상력은 언젠가는 현실을 창조해내는 막강한 힘을 지니고 있다.

"40대면 자기 얼굴에 책임을 져야 한다."라는 링컨의 말대로, 지금까지의 당신 자신에 대한 이미지와 행동이 현재의 모습을 창조한 것이다. 지금 당장 당신 자신에 대한 이미지, 잠재의식 속의 프로그램을 바꾸어보자. 항상 긍정적이고 적극적이며 생기발랄한 자신의 모습을 떠올려보자. 자신이 원하는 모습, 새로운 나, 자신만의 독특한 매력을 발산하는 몸매를 상상해보자. 특히 몸과 마음이 이완된 명상 상태에서 자신이 원하는 날씬한 몸매를 상상하면 우리 몸은 잠재의식과 연결되어 그에 합당한 행동을 하고 되고 결국 그 모습대로 변화한다.

자신의 이상적인 모습을 반복해서 그리다보면 먹는 것에 대한 집착도 자연스럽게 사라진다. 자신에 대한 이미지가 바뀌면 행동이 바뀌고, 행동이 바뀌면 몸도 원하는 대로 변하기 때문이다! 이는 마치 컴퓨터의 프로그램을 바꾸면 출력 내용이 그대로 바뀌는 이치와 같다.

나는 키가 173㎝인데 체중은 60㎏를 넘긴 적이 없어 언제나 비쩍 말랐다는 소리를 들어왔다. 15년 전부터 하루 두 끼 식사를 해서 그런가 하고 한때 많이 먹어보았지만 별로 달라지지 않았다. 그런데 몇 년 전부터 식사량은 오히려 줄었는데 체중이 계속 늘더니 불과 2~3개월 사이에 5㎏ 정도가 불었다. 지금은 거의 정상체중인 63㎏을 유지하고 있다. 장기마사지와 함께 나에 대한 이미지를 바꾼 덕이 크지 않았나 생각한다.

가장 중요한 것은, 당신 자신은 육체에 대한 완벽한 조절력을 가졌다고 믿는 것이다. 매일 잠들기 전이나 잠에서 깬 직후 자신의 이상적인 몸매를 떠올리며 다짐하다.

"나는 육체의 주인이다. 나는 나 자신을 사랑한다. 나는 충분히 매력적이며, 아름답고 맵시 있게 보인다."

이제 당신의 잠재의식 속에 남아 있는 부정적인 프로그램을 긍정적으로 다시 프로그래밍해 이상적인 몸매를 만드는 명상 다이어트를 시작해 보자.

꿈의 몸매를 현실로 만드는 명상 다이어트

명상 다이어트는 구체적인 목표나 내가 도달하고자 하는 기록까지 정하면 실천하려는 의지가 더욱 강해지고 원하는 목표에도 빨리 도달할 수 있다. 목표는 단기, 중기, 장기 3단계로 나눠 세우는 것이 좋다. 자신의 목표 수준에 따라 달라지겠지만 보통 단기는 2~3주, 중기 2~3개월, 장기는 6개월 정도 목표를 세우는 것이 적당하다.

- 현재 : 나는 지금 허리둘레가 _____cm이다.
- 단기 목표 : _____월 _____일까지 나의 허리가 _____cm가 될 것이다.
- 중기 목표 : _____월 _____일까지 나의 허리가 _____cm가 될 것이다.
- 장기 목표 : _____월 _____일까지 나의 허리가 _____cm가 될 것이다.
- 내가 원하는 이상적인 몸매 : 메모지나 거울에 날씬한 자신의 과거 모습이 담긴 사진이나 모델·배우의 사진을 붙인 후, 그 위에 자신의 얼굴을 붙여보는 것도 도움이 될 것이다.

이렇게 나름대로 목표를 정하고 명상 다이어트를 시작했으면 이제까지 나를 가두었던 부정적인 잠재의식을 떨쳐내고 긍정적인 내 모습을 상상해야 한다. 잠재의식은 몸과 마음이 충분히 이완되고 현재의식이 고요해질 때 활짝 열리고 강하게 작용한다. 하루 중 잠들기 직전과 잠에서 깨어난 직후가 바로 그런 잠재의식 상태에 가깝다. 이때 명상 다이어트와 장기마사지를 실시하거나 특별히 명상 시간을 만들어 나를 깨우는 일을 하면 몸과 마음이 함께 건강해질 수 있다. 명상 다이어트의 구체적인 방법은 다음과 같다.

1. 의자에 앉거나 누워서 편안하게 눈을 감은 뒤, 깊은 호흡을 세 번 한다. 숨을 내쉬는 동안 마음속으로 '더 깊이'라는 말을 여러 번 반복한다. 더 깊

고 확장된 잠재의식 수준에 들어가도록 머리끝부터 시작하여 몸 전체를 이완시킨다. 깊고 고요한 호흡을 계속하며 이완된 감각이 마치 아득한 바다의 파도처럼 몸 전체를 통하여 머리에서 발가락 끝까지 아래로 서서히 흘러내려가도록 한다.

  2. 이제 당신은 더욱 깊고 확장된 잠재의식 수준에 있다. 잠재의식에 더 깊이 들어가기 위해 평화롭고 편안한 장소에 있는 자신을 상상한다. 이제 당신은 완전한 이완의 상태에 있고 무한한 평화를 느끼고 있다.

  3. 이제 당신의 이상적인 몸매 이미지를 프로그래밍할 때이다. 당신 앞에 자신의 몸매가 영상처럼 나타난다. 그 이미지는 현재의 몸매가 아니라 장차 만들고 싶은 몸매, 모든 존재의 가능성을 구현한 모습이다. 잘록한 허리, 판판한 배, 풍만한 가슴, 늘씬한 다리…… 그 몸매의 비율과 균형미는 자신이 원하는 그대로이다. 얼굴은 은은한 미소를 띠고 있고 당당하고 자신감 넘치는 모습이다.

  4. 이제 발을 앞으로 내딛어 그 몸속으로 들어가 그 안에 있는 자신을 느껴본다. 수정하고 싶은 부분이 있다면 지금 수정한다. 여러 번 돌면서 몸의 힘과 경쾌함, 움직임의 용이함을 느껴본다. 이 순간 당신은 이상적인 몸매 이미지의 실체 안으로 빨려 들어가고 있다. 이제부터 그 이상적인 몸매 이미지는 자신의 잠재의식에 존재할 것이고, 가능한 한 빠르게 그 몸을 완성

하기 위해 행동하게 하는 에너지의 원천이 될 것이다.

   5. 이제 더욱 완벽한 몸매를 만들기 위해 당신의 체중을 조절해보자. 상상력을 사용하여 당신 앞에 큰 체중계를 떠올려보자. 체중계 위에 올라서자 바늘이 0에서부터 올라가 당신의 이상적인 체중에 멈춘다! 그것은 아마 당신이 선택한 체중 목표와 일치할 수도 있고 그렇지 않을 수도 있다. 하지만 잠재의식은 당신의 이상적인 체중을 당신보다 훨씬 정확히 알고 있다. 그러니 그 체중이 얼마가 되었든 그것이 당신의 이상적인 체중이다. 당신의 이상적인 체중을 다시 한번 떠올리자.

   6. 이제 잠시 숨을 고르고, 이상적인 몸매를 실현하기 위해 최선을 다하는 자신을 떠올린다. 식사시간에 칼로리는 낮지만 영양가가 풍부한 음식만 천천히 즐기면서 먹으며, 소식으로도 만족하고 있는 자신의 모습을 바라본다. 계속 나를 유혹해 왔던 고칼로리 음식에 대해 "안돼!"라고 말하는 자신을 바라본다.

   7. 다시 숨을 고르고 이제, 큰 거울을 이쪽저쪽 들여다보며 만족해하고 있는 자신을 바라본다. 이제 그 이상적인 몸매 이미지는 떨쳐내려 해도 여전히 내 잠재의식에 생생하게 남아 있어, 언제나 내 의지를 북돋운다.

8. 이제 마음속으로 몇 가지 다짐을 한다.

"뱃살을 빼고 체중을 줄이는 일은 즐겁고 쉬운 일이다."

"나는 항상 나 자신에 대해 긍정적이고 좋은 생각만을 가지고 있다."

"이상적인 몸매 이미지를 달성하면 계속해서 쉽게 그 상태를 유지한다."

"나는 나 자신을 무조건 사랑한다."

9. 이제 팔과 온몸의 근육을 쭉 뻗으며 깊은 이완의 상태에서 빠져 나온다. 천천히 눈을 뜨며 생기와 활력이 자신 속으로 밀려들어오는 것을 느낀다. 이제 당신은 당당하게 얼굴에 미소를 띠며 어떤 도전도 피하지 않을 준비가 되었다.

사흘 만에 끝내는
장기 디톡스 프로그램

· 온몸이 항상 피곤하고 뻑적지근하거나 나른하다.

· 가스가 차거나 소화가 안돼 속이 늘 불편하다.

· 변비가 있고 변의 냄새가 고약하다.

· 뱃살이 볼록 나왔거나 체중이 많이 나간다.

· 피부에 발진이나 습진, 알레르기가 있다.

· 근육통, 관절통이 있고 온몸이 뻣뻣하다.

· 신경질적이고 우울하며 불안하다.

· 아침에 일어나기 힘들고 오후에는 에너지가 떨어진다.

· 가끔 머리가 아프고 밤에 자다가 깨고는 한다.

· 여성의 경우 생리통이 있고 몸이 붓는다.

· 남성의 경우 전립선 문제가 있고 성생활이 예전 같지 않다.

이중 네 가지 이상 해당하면 몸과 마음에 독소가 잔뜩 쌓여 있다는 신호이다. 지금 당장 디톡스(Detoxification), 즉 노폐물의 배출을 촉진하는 해독 프로그램으로 몸과 마음을 새롭게 조율할 필요가 있다.

피부는 약 한 달 만에, 간은 약 6주 만에 새롭게 바뀌는 등 우리 몸은 매년 98% 이상 새롭게 거듭나고 있다. 하지만 오염된 환경과 기름진 음식, 부정적 감정과 정신적 스트레스 등으로 장기와 기관, 세포에까지 독소와 노폐물이 쌓여 신진대사 기능이 나날이 떨어진다. 그러면 질병이 쉽게 침범하는 산성 체질이 되고 어느덧 노쇠로 접어들게 된다.

앞만 보고 정신없이 달려온 세월, 나의 몸을 잠시라도 쉬도록 배려했던가? 가끔이라도 일상의 쳇바퀴에서 벗어나 나의 몸에 휴식을 주자. 정신적 스트레스와 각종 독소에 찌들고 늘어진 몸을 다시 죄고 기름칠하자. 리셋 버튼을 눌러 몸의 요소요소가 제 기능을 회복한 건강한 몸으로 다시 태어나자. 무엇을 먹을까 생각하기 전에 먼저 장을 청소하여 소화 · 흡수 · 배설 기능이 잘 되도록 도와주는 것이 중요하다. 장 기능이 떨어진 상태에서 섭취하는 음식은 아무리 영양이 풍부하더라도 무용지물이 되거나 오히려 독소로 작용하게 된다.

사흘 만에 할 수 있는 장기 디톡스 프로그램은 두 달에 한 번 정도 우리 몸을 청소하여 새롭게 태어나고 싶을 때 하면 좋다. 특히 뱃살, 비만, 영양 과잉에 의한 성인병, 피부 질환이 생겼을 때 장기마사지와 함께 하면 효과를 배가할 수 있다.

3일 디톡스 프로그램은 어떻게 이루어지나?

3일 장기 디톡스 프로그램은 3일 동안 과일이나 야채만 먹으면서 몸에 휴식을 주고 몸에 쌓인 독소를 배설시키는 요법이다. 흔히 심신을 정화하는 데 단식 요법을 쓰기도 하지만, 바쁜 현대인에게 많은 불편이 따른다. 게다가 단식은 잘못하면 여러 부작용이 올 수 있고, 과식 욕구라는 뇌 속의 반작용을 강하게 불러 일으켜 폭식을 유발할 수 있다.

3일 장기 디톡스 프로그램은 신선한 과일과 야채, 물을 충분히 보충함으로써 공복감을 심하게 느끼지 않는다. 더욱이 과일과 야채에 풍부하게 담긴 식물성 섬유와 비타민, 미네랄은 몸속을 매끄럽게 하고 장의 독소 배출을 촉진시키는 이점도 있다. 장기 디톡스 프로그램은 일하는 데 큰 지장은 주지 않지만, 철저하게 실천하려면 주말이나 휴일을 이용하면 더욱 좋다. 이왕 자신을 돌보기 위해 시작하는 것, 세상에서 잠시라도 떨어져 홀로 산책, 독서, 요가, 음악 감상 등으로 나만을 위한 시간을 보내는 데 투자해보자. 차분히 명상을 하며 진정 자신이 원하는 삶을 살기 위한 반성과 미래 계획도 다져보자. 본 프로그램 앞뒤로 자연식과 소식 등으로 2일간 준비와 마무리 기간을 갖는다면 효과는 더욱 커질 것이다.

장기 디톡스 프로그램 1주일 식단							
날짜	1일째	2일째	3일째	4일째	5일째	6일째	7일째
식사법	2끼 자연식	2끼 소식	장청소 과일·채소류	음료수 과일·채소류	음료수 과일·채소류	2끼 소식	2끼 자연식
식단	전통 식단	일반식의 2/1~2/3	신선한 과일 생야채, 삶은 야채 야채수프	야채주스 과일주스	야채주스 과일주스	일반식의 1/2~2/3	전통 식단

- 3일째 장청소를 실시할 때는 아침 공복에 하는 게 좋다. 장청소 후에는 4시간마다 신선한 과일(포도, 토마토, 배, 복숭아, 사과, 수박 등)이나 야채(당근, 오이, 셀러리, 브로콜리 등)를 먹고, 그 외는 물만 마신다. 야채샐러드나 야채수프, 삶은 야채를 먹어도 좋다.
- 4~5일 : 4시간마다 과일이나 야채를 먹거나 주스를 직접 만들어 먹는다. 그 외는 물만 마신다.
- 해독 이후 : 위와 장은 활동을 위한 준비가 덜된 상태이므로 음식을 조금씩 늘리며 무엇보다 꼭꼭 씹어 먹는다.

장기 디톡스 프로그램 주의사항
- 프로그램 이후에도 소식과 자연식, 전통식을 습관화한다. 다시 무절제하게 먹으면 지방으로 쌓여 프로그램 이전으로 돌아갈 수 있으니 조심해야 한다.
- 하루 1ℓ 이상 깨끗한 물을 조금씩 나누어 마신다. 따뜻한 물에 천연 사과식초나 감식초를 섞어 마시면 더욱 좋다. 찬물이나 찬 음식은 위의 운동을 둔화시키고 장을 냉하게 한다. 식초는 체내에 과도하게 쌓인 젖산과 노폐물을 분해시켜 피로를 덜어주고 인체의 노화를 예방해준다.
- 해독 기간 중 수시로 장운동과 장기마사지를 실천해야 장의 독소와 노폐물을 더욱 효과적으로 몰아낼 수 있다.
- 해독 기간 중에는 먹고 싶다는 식욕을 끊고 공복의 상태를 즐기며 바른 식생활 이미지를 잠재의식에 심어 놓는다.
- 몸의 컨디션이나 상황에 따라 이 프로그램을 10일이나 2주로 연장하면 더욱 좋다.
- 너무 허약한 사람, 아동, 노인, 임산부, 암이나 폐병 등 극심한 소모성 질환을 앓고 있는 사람은 의사의 허락과 감독 하에 실시해야 한다.

프로그램＼날짜	1	2	3	4	5	6	7	기타
사흘만에 끝내는 장기 디톡스 프로그램 체크 리스트									
장청소								
물 2컵 마시고 장운동·장기마사지								
배변 상태								
아침식사 메뉴								
점심식사 메뉴								
저녁식사 메뉴								
간식								
1시간마다 물 반컵 마시기								
목욕 (반식욕/족욕)								
운동종류								

장기 디톡스를 촉진하는 먹거리

· **포도** | 포도껍질에는 씁쓸한 맛의 칼륨이 풍부하다. 천연 칼륨은 훌륭한 몸 세정제이다. 포도는 씨까지 꼭꼭 씹어 먹으면 좋다. 씨에는 장내 염증을 제거하는 주석영이 들어있다.

· **수박** | 수박은 훌륭한 이뇨제로 몸속의 유독 물질을 씻어낸다. 3일간 계속 수박을 먹으면 대장의 숙변을 몰아낼 수 있다. 수박씨에는 효소가 풍부하므로 씹어 먹으면 좋다.

· **당근** | 당근은 숙변으로 인해 몸이 무겁고 피부에 트러블이 생겼을 때 먹으면 탁월한 효과를 볼 수 있다. 간을 정화시켜 체내 독소를 배출하고, 당근의 비타민A는 병원균에 대한 저항력을 높여준다. 익히지 말고 생으로, 또는 당근주스로 만들어 먹자.

· **토마토** | 토마토는 100g에 6kcal로 열량이 매우 낮지만 적게 먹어도 배가 든든할 뿐 아니라 비타민, 칼슘, 칼륨, 구연산 등이 풍부해 스태미나가 떨어지지 않는다. 밥을 굶어도 기운 빠질 염려는 없다.

· **양배추** | 독일의 페터 슐라이허 박사는 양배추를 수프로 만들어 밥 대신 수시로 마

시면 일주일에 평균 4~6㎏이 빠진다는 임상실험 결과를 발표한 바 있다. 양배추, 피망, 당근, 양파, 셀러리, 토마토를 썰어 냄비에 넣고 1시간쯤 뭉근하게 끓이면 완성된다.

· **셀러리** | 칼로리가 거의 없는 대신 조혈 작용을 하는 철분이 풍부해 다이어트식에 부족한 영양을 보충해준다. 생으로 씹어 먹거나 즙을 내어 먹는 게 정석. 특유의 역한 향과 쓴맛이 거북하다면 수프로 만들어 저녁 대신 먹어도 좋다.

· **젊어지는 야채수프 만드는 법**
잘게 썬 야채 1컵 당 물 800cc와 두유 200cc를 섞어 약한 불로 5~10분간 끓인다.

· **효과적인 장청소 방법**
장청소는 항문을 통한 관장법도 있지만, 집에서 쉽게 실천할 수 있는 방법도 있다. 하지만 장청소는 3개월에 1회 정도 실시하는 것이 바람직하다. 너무 자주 하면 장의 자율적인 기능이 무너질 수도 있기 때문이다. 대신 평소에 깨끗한 물을 충분히 마시고 장운동과 장기마사지를 열심히 하며 장의 청결을 유지한다.

1. 미지근한 체액 농도의 소금물 1~2ℓ 정도를 준비한다. 레몬즙 1~2티스푼, 혹은 녹차를 타면 먹기도 좋고 해독 효과가 더욱 상승된다.
2. 아침 공복, 식전에 20분간에 걸쳐서 천천히 마신다. 마시는 중간 중간 배에 양손을 얹고 흔들어 물이 쉽게 내려가도록 돕는다.
3. 다 마신 뒤에는 장기마사지와 장운동을 하여 장 곳곳에 붙어 있는 독소가 말끔히 떨어져 나오도록 한다. 엉덩이 돌리기, 붕어 운동 등을 한 후 양손바닥으로 배를 위아래로 흔들고, 위장, 소장, 대장 순서로 원형으로 꾹꾹 주무른다.
4. 20분 후부터 설사가 시작되면 화장실로 달려가 몇 차례 설사를 한다. 설사를 할 때도 장기마사지를 실시한다.
5. 변의 배설이 좋지 않은 사람은 2~3일 동안 반복한다.

장기마사지의 효과를
높이는 식습관

먹고 싶은 대로 먹고도 늘 날씬한 몸매를 유지하는 사람들이 있다. 별다른 노력 없이도 어떻게 그럴 수 있을까? 최근 발표된 한 연구 결과에 따르면 배고플 때 먹고, 배부르면 그만 먹는 본능에 충실한 식사법이 적정 체중을 유지하고 심장병 위험을 줄이는 데 도움이 된다고 한다. 미국 브리검 영 대학의 스티븐 호크스 박사의 보고서에 따르면 음식의 칼로리를 따져서 먹는 다이어트보다 배고픔과 포만감에 따라 식사량을 조절하는 직관적 식사법이 체중 관리에 더 효과적이라는 것이다.

사실 이런 얘기는 신체가 타고난 조절 기능을 제대로 유지할 때 가능하다. 우리 몸의 장기가 제 기능을 하면 마치 자동화 기계 장치처럼 자연스럽게 식욕을 조절하고 다소 소식이나 과식을 하더라도 영양과 적정체중을 유지한다. 이 얼마나 신나는 일인가?

근본적인 문제는 만복감 신호를 보내는 장내 호르몬과 신경 체계, 그리고 이를 접수하여 만복감을 느끼게 하는 뇌의 식욕 중추가 망가져 있다는 데 있다. 살찐 사람들은 자신의 몸이 보내는 신호를 올바로 해석할 수 있는 능력이 부족하다.

장기마사지는 기가 듬뿍 담긴 터치를 통해 장기를 깨끗이 청소하고 장기 본래의 기능을 되찾아주는 최고의 요법임을 여러 번 강조했다. 3일 장기 디톡스 프로그램도 또 다른 측면에서 장기에 휴식을 주고 독소 배출을 도움으로써 장기를 생생하게 조율해준다고 말했다. 여기서는 잘못된 식습관을 반복해온 것도 장기 기능이나 뇌의 식욕 중추를 망가뜨린 원인이므로 식습관 혁명을 통해 장기의 조절력을 되찾는 방법을 제시한다.

식사 명상과 더불어 꼭꼭 씹어 먹기를 실천한다.

우리나라 사람들은 성격이 급해 음식도 허겁지겁 정신없이 먹어치우는 경향이 있다. 식사 명상이란 천천히 꼭꼭 씹어 먹으면서 음식 고유의 맛을 음미하고 먹고 있는 자신도 깨어 있는 정신으로 관찰하는 것이다. 식사 명상을 하면서 먹으면 어떤 음식도 맛있고 절대 과식하지 않게 된다. 식후 15분 정도 지나면 장과 뇌에서 만복감 신호를 보내기 때문이다. 또 침에는 소화액을 포함하여 면역물질과 장생물질도 다량 포함되어 있다. 꼭꼭 씹어 먹는 것만 실천해 위장병을 고친 사례도 수없이 많다.

가공식품은 삼가하고 자연에 가까운 음식을 즐겨 먹는다.

인스턴트식품이나 가공식품에는 화학조미료와 방부제, 색소 등 식품첨

가물이 들어 있다. 식품첨가물은 체내에 독으로 쌓여 장기를 둔화시키고 뇌와 신경의 활동을 방해하여 식욕 중추의 마비를 초래한다. 요즘 어린이들이 집중력과 지력이 떨어지고, 성격이 급해지며, 반항심이 날로 커져가는 현상들은 가공식품과 공해식품의 독성과 무관하지 않다는 사실을 명심해야 한다. 주의가 산만하고 감정의 기복이 심한 사람, 우울하고 늘 피로한 사람은 식습관을 돌이켜봐야 한다.

비타민과 무기질이 풍부한 전통 음식으로 '거짓 공복감'을 없앤다.

거짓 공복감은 식욕 중추가 정상일 때도 생길 수 있다. 흰 쌀, 흰 밀가루, 흰 설탕 등 정제된 음식은 아무리 많이 섭취해도 비타민과 무기질 등의 영양소가 부족하기 때문에 우리 몸이 계속 음식을 요구하게 된다. 그러면 탄수화물 섭취는 넘치는데 반해 이를 대사시킬 미량 영양소는 부족해 지방으로 쌓이게 된다. 예를 들면 비타민B군은 축적된 지방을 에너지로 바꾸는 데 필수적이다. 그러므로 빈껍데기 음식인 정제식품과 가공식품을 삼가하고 미량 영양소와 식이섬유가 풍부한 현미, 통밀 등 자연 그대로의 전통식품을 즐겨 먹어야 한다.

'정신적인 허기'를 먹는 것으로 채우지 말자.

식욕 중추의 혼란을 야기하는 것은 앞에서도 언급했듯이 스트레스, 고독감, 도피심리 등 감정상의 불안이다. '정신적인 허기'가 생기면 식욕 중추가 지시하는 '생리적인 허기'에 따르지 않고 정신적인 허기를 채우려고 시도

때도 없이 마구 먹어댄다. 정신적인 허기는 먹는 것으로 채우려 하지 말고 명상이나 취미, 스포츠 등으로 극복해야 한다.

일찍 잠자리에 들어 야간식이증후군을 막는다.

늦게까지 일에 시달리다 집에 들어오면 몸과 마음이 지친 상태에서 쉽게 음식으로 손이 가게 된다. 밤늦게까지 공부할 때도 뇌에는 에너지가 필요하기 때문에 먹을 것을 자꾸 찾게 된다. 이렇게 밤에 식욕을 절제하지 못하는 사람이 늘고 있어 야간식이증후군이라는 병명까지 붙게 되었다. 하루 종일 먹은 음식의 양 중 야간에 먹은 양이 반을 넘거나 잠을 자던 중 식욕을 느껴 잠에서 깨어나는 등의 증세가 있으면 야간식이증후군을 의심할 수 있다. 이 역시 스트레스에 대한 비정상적인 반응으로, 음식물의 당분이 뇌신경 전달물질인 세로토닌을 자극해 스트레스를 잊게 해주기 때문이다.

야간은 활동량이 적어 먹는 즉시 몸에 저장된다. 야간식이증후군을 막으려면 무엇보다 스트레스를 찾아 해결하는 것이 가장 중요하다. 잠자는 시간을 30분이라도 당겨서 일찍 자고, 잠자는 시간을 일정하게 습관화하는 것도 하나의 비결이다.

포만감 지수 높은 음식을 활용하여 조금씩 덜 먹자.

소식은 장의 청결을 유지하고 가볍고 날씬한 몸매를 가꾸어준다. 영양이 풍부한 자연식을 천천히 먹으면 자연히 적게 먹게 된다. 반찬을 많이 먹고 밥을 줄여 탄수화물 섭취를 줄이거나, 칼로리가 낮은 음식부터 먹어 포만감을 빨리 유발하는 것도 소식의 비결이다.

포만감 지수는 적게 먹어도 빨리 배부른 정도를 수치로 산출한 것으로, 흔히 전통음식이 외국 음식보다 포만감 지수가 높고, 생선류가 육류보다 높다. 과일과 야채도 당연히 포만감 지수가 높은데, 그중 우리 식탁에서 빼놓을 수 없는 김치류가 가장 높다. 술은 맥주, 막걸리, 적포도주, 백포도주, 소주, 위스키 순으로 포만감 지수가 높다. 인스턴트 음식, 과자와 빵류, 중국음식 등은 포만감 지수가 낮아 뱃살을 유발하기 쉽다. 포만감 지수가 높은 대표적인 음식으로는 양배추, 셀러리, 곤약, 도토리묵, 두부, 감자, 해삼, 파인애플, 수박 등이 있다.

한국인 영양권장량에 의하면 보통 정도로 활동하는 20~49세의 성인 남성의 경우 하루에 필요한 열량은 2,500kcal이고 여성은 2,000kcal이다. 무리 없는 다이어트를 하려면 필요열량보다 하루 500kcal를 적게, 즉 남성은 2,000kcal, 여성은 1,500kcal 정도를 먹으면 적당하다. 체중 1kg를 줄이기 위해서는 7,500kcal를 소모해야 하므로 하루 500kcal의 음식을 줄이면 1주일에 0.5kg, 한달에 2kg의 체중을 줄일 수 있다. 일일이 칼로리를 계산할 수 없다면 평소 먹는 양의 2/3정도만 섭취하면 비교적 무난하다.

뱃살이 쏙 빠지는 밥상 혁명

"현대인의 문명병을 예방, 치료하기 위해서는 그와 같은 병이 없었던 20세기 초의 식사로 되돌아가라."―〈미국상원 보고서〉

"음식물을 당신의 의사 또는 약으로 삼아라. 음식물로 고치지 못하는 병은 의사도 고치지 못한다."―히포크라테스

사실 먹어서 살을 뺀다기보다 올바른 먹을거리를 섭취하면 몸 스스로 건강해져 체중을 조절할 수 있게 돕는다고 보는 것이 옳다. 장의 소화와 흡수율이 좋으면 적게 먹어도 배가 부를 것이고, 반대로 소화와 흡수율이 떨어지면 많이 먹어도 허기질 것이다.

음식은 육체와 정신을 만드는 재료이자 생명활동을 위한 에너지의 원천이다. 무엇을 어떻게 먹느냐에 따라 체질과 성격, 건강상태가 결정된다. 더구나 뱃살은 장기의 조화가 깨진 병적인 상태로서 잘못된 식생활이 원인인 경우가 많다.

장기마사지로 장기 해독을 통해 몸이 조율되면 내 몸이 진정 원하는 좋은 먹을거리가 입맛에 당기게 된다. 술, 담배, 커피, 탄산음료, 라면, 피자, 인스턴트식품 등 몸에 해로운 음식은 저절로 싫어지게 된다. 음식을 억지로 가려 먹는 노력을 하지 않더라도 본능적으로 몸이 질 좋은 먹을거리를 찾게 된다는 것이다. 그래서 무엇보다 몸의 신호가 제대로 작동하도록 하는 장기 해독이 중요한 것이다.

내장지방을 만드는 탄수화물 중독에서 벗어나라!

탄수화물, 지방, 단백질은 우리 몸의 3대 영양소이다. 우리 몸의 구성 재료인 단백질은 정상적인 상황에서는 에너지로 잘 쓰이지 않고, 탄수화물과 지방이 먼저 쓰인다. 당(탄수화물)은 몸에 들어오면 즉시 쓰이는 연료이고, 지방은 오래 쌓아두었다가 쓰이는 에너지원이다. 그런데 당이 지나치게 많이 들어오면 지방으로 축적되는데, 그것도 뱃속 내장지방에 먼저 머문다. 서구인에 비해 육식이 적은 한국인에게 복부비만이 많은 이유가 바로 여기에 있다. 당분은 뇌 속의 신경전달물질인 세로토닌을 자극해 정신적 만족감을 주기 때문에 중독성이 있다.

배가 나온 사람들은 단 음식부터 줄여야 한다. 흰 쌀밥, 피자, 햄버거, 라면, 튀김류, 빵 등 흰 밀가루 음식, 술, 청량음료, 과자, 아이스크림 따위도 줄여야 한다. 대신 현미나 통밀가루 등 통낱알 곡식을 주식으로 삼으면 영양가가 풍부해 적게 먹어도 배가 든든할 것이다. 뿐만 아니라 이들 곡식의 껍질에 다량 함유된 섬유질이 대장운동을 도와 변비를 막아주고 체내의 독소와 찌꺼기를 배설시켜 비만을 예방해준다.

지방은 적게, 고단백질 식품은 많이!

단백질은 지방으로 변화하는 양이 적고 위 속에서 머무르는 시간이 길기 때문에 식욕을 억제하고 포만감을 오래 유지해준다. 하루 섭취량의 1/3은 반드시 질 좋은 단백질을 먹어야 한다.

양질의 단백질은 두부, 콩, 곡류, 씨앗류 같은 식물성 단백질, 기름기를 제거한 닭 가슴살, 달걀, 조기, 대구, 가자미 같은 동물성 단백질에 많이 들어있다. 되도록 8:2 정도로 식물성 단백질을 많이 섭취하는 것이 건강 면에서나 경제적인 면에서 현명한 방법이다.

지방은 주로 양질의 불포화 지방산을 함유하고 있는 생선(고등어, 연어, 정어리, 홍합 등)과 씨앗류(호두, 콩, 땅콩 등), 식물성 기름(참기름, 들기름, 올리브유, 아마유)을 섭취하고 지방성 육류, 버터, 마가린, 튀긴 음식은 피한다.

채소와 과일, 해조류와 버섯류 등 채식을 즐긴다.

장과 간에 특히 좋은 항산화제와 섬유질, 비타민이 풍부한 채소나 과일을 많이 섭취하는 것도 중요하다. 간식이나 밥을 먹기 전에 토마토나 오이, 당근, 양배추, 셀러리, 양상추 등을 생으로 조금씩 먹으면 과식을 피할 수 있다. 또 김, 미역 등의 해조류나 버섯류도 칼로리가 낮으면서 무기질이 풍부한 식품이다.

비타민과 무기질은 몸의 조직을 구성하고 체내의 대사 작용과 장기의 기능이 순조롭게 진행될 수 있도록 도와주는 일종의 윤활유 역할을 한다. 이들 영양소를 많이 보충하여 장과 간이 지방을 분해할 수 있도록 도와준다.

간식은 '영양 간식'으로, 마실 것은 독소 배출을 돕는 물과 차로

많이 먹지도 않는데 살이 쪘다면 주로 고열량 간식이나 음료를 즐기지는 않는지 체크해보아야 한다. 예를 들면 매일 필요한 열량보다 초콜릿 1개를 더 먹으면 1년에 6kg의 체중이 불어난다.

저칼로리 영양 간식으로는 오이, 배추, 상치, 당근, 무 같은 채소류와 귤, 레몬, 딸기, 복숭아 같은 과일류, 한 큰 술 이상 먹지만 않는다면 해바라기씨, 호박씨 등 가벼운 견과류도 좋다.

마실 것으로는 청량음료나 커피를 피하고 독소 배출을 돕는 녹차, 홍차, 오미자차, 각종 허브차를 선택하는 것이 바람직하다. 또 주스는 당분이 많은 과일주스를 피하고 토마토주스 같이 당분 함량이 적고 담백한 것을 선택한다. 신선한 과일로 즙을 짜서 설탕을 첨가하지 말고 마시는 것도 좋은 방법이다. 무엇보다 생수를 하루 2 l 이상 마시면 몸의 독소가 그때그때 배출되므로 건강에 좋다.

살 안 찌는 조리법도 중요하다.

음식을 조리하는 방법에 따라 영양소뿐만 아니라 칼로리까지 바뀐다. 조금만 신경 쓰면 영양소가 온전히 보존된 맛있는 저칼로리 요리를 만들 수 있다. 날씬해지는 요리란 한마디로 전체적이고 자연적이며 기름기 없는 요리를 의

미한다.

첫째, 너무 굽거나 익히지 말자.

대부분의 채소는 몇 분간 살짝 데치는 것이 좋다. 채소나 과일, 생선회 등 날로 먹는 것은 영양소 파괴 없이 먹는다는 이점 외에 살아 있는 생명력을 섭취할 수 있다는 큰 의미가 있다.

둘째, 튀기기보다 삶거나 찐다.

기름에 튀기면 칼로리가 높아지고 유해물질도 생긴다. 반드시 기름을 써야 할 때는 팬을 뜨겁게 달군 후 현미유 같은 식물성 기름을 소량 사용한다.

셋째, 싱겁고 담백하게 요리한다.

맛이 진하고 자극적이면 과식의 원인이 될 뿐만 아니라 건강에도 별 도움이 되지 않는다. 소금, 설탕, 겨자, 후춧가루, 고춧가루, 생강, 파 등 자극적인 향신료나 조미료를 피한다. 입맛을 돋우려면 자연식초나 엿, 꿀을 이용한다.

가끔은 다이어트를 잊어버린다.

식생활의 균형을 맞춘 다음, 때때로 자신의 식습관을 깨는 것도 좋다. 가끔은 평소 먹고 싶었던 음식을 마음껏 즐긴다. 항상 음식에 안절부절 못하는 몸이 무슨 쓸모가 있겠는가? 결코 당신 자신을 육체의 종으로 만들지 말라. 그러나 몸에 나쁜 음식을 습관 들이지 않도록 주의하는 것을 잊어서는 안 된다.

독소를 배출하고 지방을 분해하는 먹을거리

• 고추 │ 매운맛을 내는 캅사이신이 에너지 대사와 관련된 신체의 교감신경을 활성화해 열량 소모를 늘려준다. 고추를 먹으면 섭취한 칼로리의 약 10%를 소모할 수 있다.

• 다시마, 미역 │ 칼로리는 낮지만 섬유질이 풍부해 먹으면 포만감이 들 뿐더러 다시마의 끈적끈적한 성분은 지방이 몸속에 흡수되는 것을 막아 준다. 변비와 숙변 제거에도 탁월한 효과를 발휘한다. 미역의 요오드 성분은 혈압을 안정시키고 갑상선 호르몬(티록신)을 만들어 피하지방을 분해해준다.

• 양파 │ 기름투성이 음식을 먹고도 중국 여성들이 날씬한 몸매를 자랑하는 비결이 바로 양파다. 매운맛을 내는 유화프로필 성분이 섭취한 영양소가 지방으로 변하는 것을 막아주고 콜레스테롤 같은 고지방을 녹여낸다. 유화프로필은 생양파에 많으므로 고기 먹을 때 날것으로 함께 먹으면 좋다.

• 마늘 │ 날것보다는 오일이나 식초에 숙성시켜 먹을 때 다이어트 효과가 더 크다. 식초를 첨가한 마늘 분말을 요구르트에 섞으면 맛있는 디저트가 된다. 저민 마늘을 올리브오일에 담가 먹어도 좋다. 콜레스테롤 수치를 낮추고 체지방을 연소시키며 변비로 아랫배

가 나온 사람, 부기가 심한 사람에게 효과가 탁월하다.

· 감자 | 포만감 지수가 높아 밥 대신 먹어도 배고픔에 시달리지 않는다. 식이섬유인 펙틴이 변비와 설사를 동시에 예방할뿐더러 위궤양에도 효과가 있어 다이어트 중 속쓰림으로 고생하는 사람에게 특히 좋다.

· 호박 | 식물성 섬유소인 펙틴이 이뇨작용을 도와 얼굴, 다리 등의 부종을 없애준다. 또 호박의 과육이나 씨에 들어 있는 파르무틴산은 피의 흐름을 좋게 하고 혈액 중의 콜레스테롤을 줄여준다. 풍부한 필수 아미노산이 신체 장기의 활동을 활발하게 하여 칼로리 소모를 늘려주는 효과도 있다. 죽으로 만들어 먹으면 더욱 좋다.

· 팥 | 수분이 과다하게 쌓이면 지방 또한 쉽게 축적된다. 팥의 사포닌 성분은 이뇨작용을 도와주므로, 특히 부기가 그대로 살이 되는 체질이라면 수분을 빼주는 것만으로도 감량 효과를 볼 수 있다. 체내 지방을 분해해 에너지로 바꿔주는 비타민 B1도 풍부하다. 팥을 끓여 차로 마셔도 좋고 매끼 식사 전에 삶은 팥을 1~2스푼 정도 복용하면 과식도 예방된다.

· 감두차 | 콩이나 서리태 한 컵 반, 물 6~7컵, 감초 3쪽을 넣고 약한 불에서 양이 반으로 줄어들 때까지 끓인다. 여름에는 시원하게 겨울에는 따뜻하게 수시로 마시면 신장의 기능을 돕고 몸의 독소 배출을 돕는다.

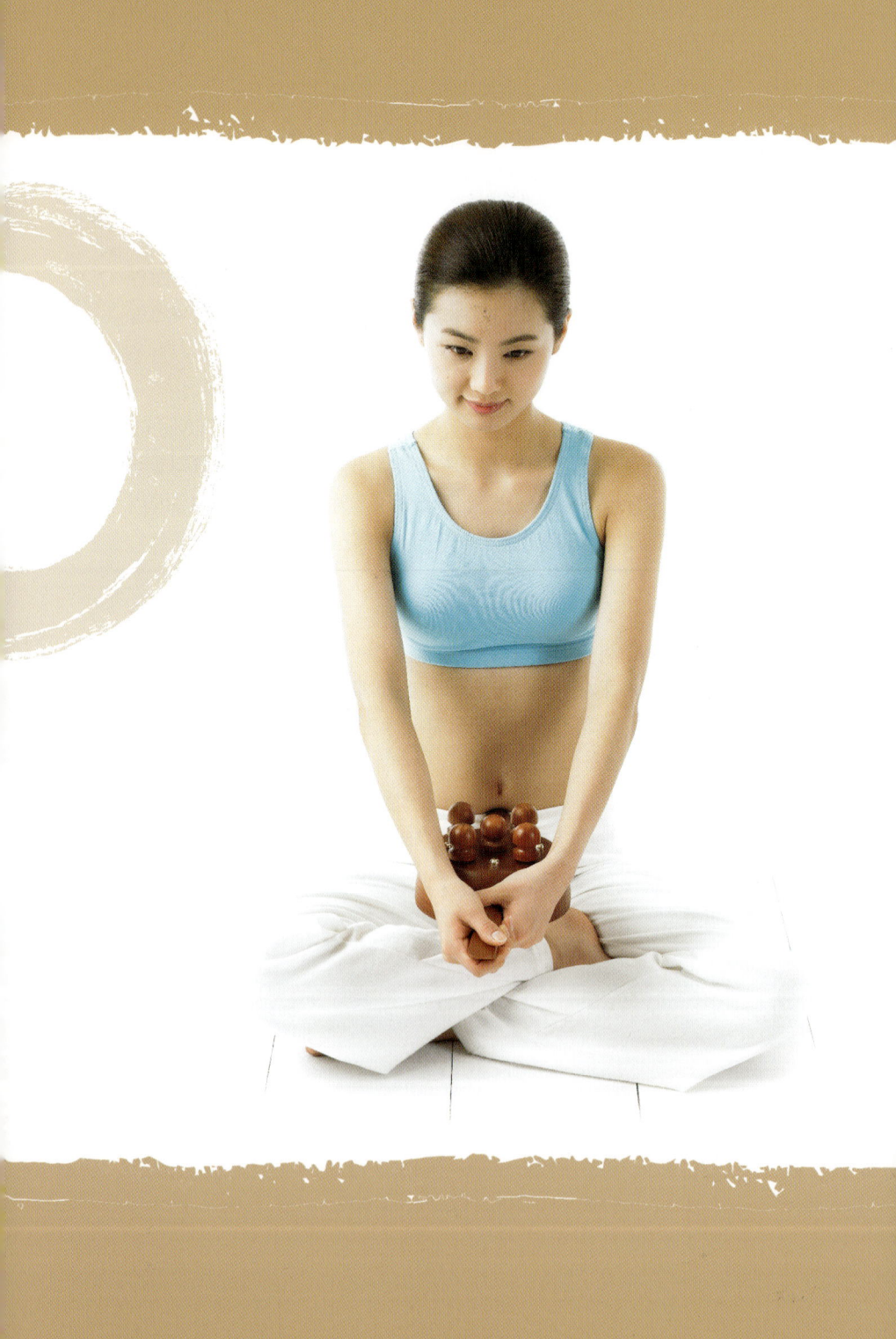

[6부]
배푸리로 하는 장기마사지

　장기마사지는 비교적 큰 노력과 시간을 들이지 않고도 아름다움과 건강을 동시에 얻을 수 있는 아주 효율적인 자연요법이다. 하지만 피곤하거나 병이 있어 허약하면 손으로 마사지하기에도 버거울 경우가 있다. 이런 사람들을 위해 장기마사지 도우미인 배푸리를 창안하게 되었다. 배푸리에 깔고 엎드려 있으면 몸무게로 자연스럽게 배가 지압되어 배와 장기를 손쉽고 깊게 풀 수 있는 이점이 있다. 단 10분만 엎드려 있기만 해도 배의 응어리와 장의 정체가 뻥 뚫려 온몸에 기운이 돌며 금방 머리가 맑아지고 몸이 가벼워지는 것을 느낄 수 있다. 또한 5구 지압봉을 자유롭게 분리할 수가 있어 필요에 따라 머리, 목, 등, 엉덩이, 허리, 발, 다리, 회음부 등 전신마사지에도 쉽게 활용할 할 수 있다. 플라스틱이 아닌 천연 목재(소나무)로 만들어 기가 풍부하며, 인체에 친화적인 이점도 있다.

셀프 장기마사지의 동반자, 배푸리

　배푸리를 애용하는 회원들 중에는 배푸리만으로도 수개월 내에 뱃살을 쏙 뺀 사례가 수없이 많다. 일반적으로 배푸리를 시작하는 즉시 변량이 많아지고 이어서 소화불량, 생리통, 복부 팽만감 등도 사라진다. 손으로 장기마사지를 실시한 후 배푸리를 이용하면 배지압에 따른 통증이 줄고 그 효과도 배가될 수 있을 것이다.

　배를 지압하면 통증이 심해 배푸리 사용을 아예 시작하지 않은 사람들이 종종 있다. 하지만 배의 압통이 심하다는 것은 오히려 배의 문제가 심각해 장기마사지를 많이 해야 한다는 반증이다. 자극 강도를 부드럽게 조절하거나 배푸리 위에 수건이나 담요를 덮고 엎드리면 훨씬 편하게 느껴질 것이다. 자극의 강도를 자신의 상태에 따라 적당히 조절하며 서서히 배를 풀어 나가길 바란다.

　가볍고 활기찬 삶, 쉽고 강력한 효과를 발휘하는 배푸리로 시작해 보자!

배푸리 주의사항과 명현반응

1. 배푸리를 사용한 후 대변, 소변양이 많아지는 것은 신진대사가 원활해지기 때문이다. 때로 복부나 피부에 발진이 생길 수 있는데 이는 축적된 독소가 피부를 통해 발산되는 현상이므로 걱정하지 않아도 된다.

2. 한꺼번에 너무 많이 사용하면 메스껍거나 어지러울 수 있다. 이는 갑작스럽게 너무 심하게 자극했거나 독소가 너무 과도하게 풀려 생기는 현상이므로 점차 자극량을 늘려간다.

3. 복부가 심하게 굳은 사람은 통증이 너무 심하므로 손으로 충분히 배를 푼 후 배푸리를 사용하는 것이 좋다. 또한 배에 종양, 심한 염증, 궤양이 있거나 피임기구, 인공장기를 착용한 사람은 그 부위의 직접 자극을 피한다. 고혈압, 심장병, 동맥경화, 복부대동맥류가 있는 사람은 위험할 수 있으므로 전문가의 지도를 받기 전에는 배푸리를 사용해서는 안 된다.

배푸리의 종류와 지압봉 활용법

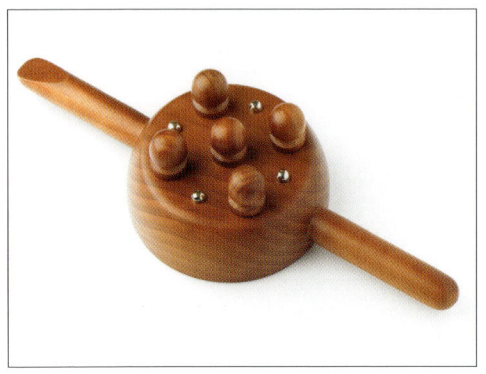

5구
배의 여러 혈점을 동시에 지압할 때 좋다.

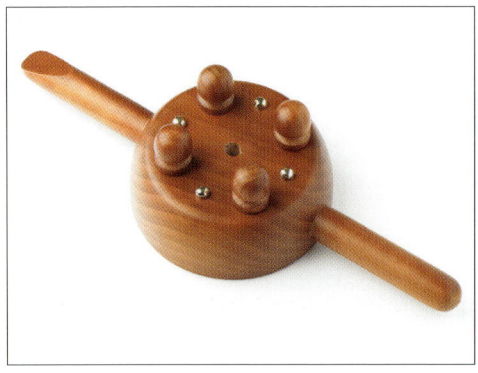

사각형 4구
천골, 허리나 척추 양쪽을 지압할 때 좋다.

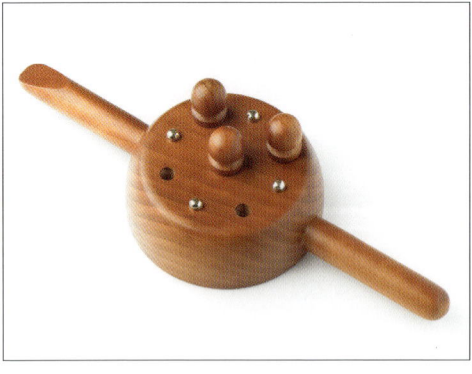

삼각형 3구
명치와 늑골 아래를 집중적으로 지압할 때 좋다.

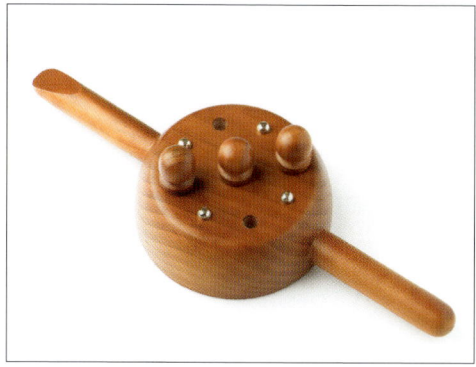

일자형 3구
배의 주요 부위인 배꼽, 중완, 단전을 동시에 지압할 때 좋다.

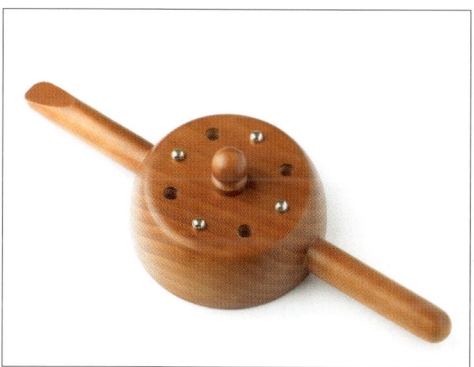

1구
배꼽과 같은 부위, 즉 혈점 한 곳을 강하게 지압하고자 할 때 좋다.

배의 장기반사구 자극하기

배의 장기반사구는 각 내장 상태가 안 좋아지면 배의 특정한 부위에 반영되어 압통, 긴장, 경직 등으로 나타나는 구역이다. 이 장기반사구를 적절히 자극하면 해당되는 내장에 영향을 줄 수 있다.

배의 장기반사구와 중요 지압점의 효과

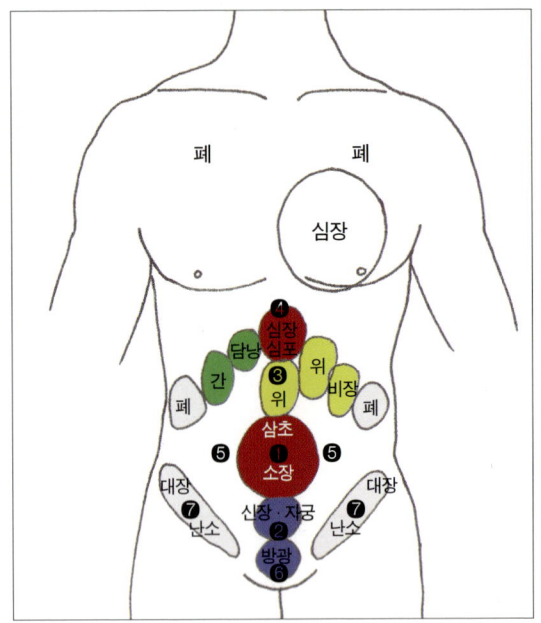

배의 중요 지압점과 효과

① **신궐**(배꼽) : 몸의 중심이므로 배꼽을 열면 몸 전체가 열리고 균형 잡힌다.
② **관원**(배꼽아래 3치) : 에너지 센터인 단전 부위로서 원기와 정기의 저장고이다. 이를 일깨우면 힘이 솟고 특히 비뇨생식기 계통이 좋아진다.

③ **중완**(명치와 배꼽 중앙) : 중완은 복뇌로서 내장 지배 신경인 자율신경이 집중되어 있는 곳이다. 중완을 자극하면 모든 내장의 기능이 되살아나고, 특히 비위와 심장이 좋아진다.
④ **거궐**(명치) : 심장과 위장 기능이 좋아진다.
⑤ **천추**(배꼽과 옆구리 중앙) : 허리가 편해지고 변비나 설사에 좋다.
⑥ **곡골**(치골 위) : 성기능 강화, 전립선, 자궁, 신장과 방광 등 비뇨생식기 계통에 좋다.
⑦ **오추, 유도**(장골 안쪽) : 피곤하거나 몸이 경직되었을 때, 요통, 복통, 변비에 효과가 좋고, 대장 건강에 좋다

배와 장기 풀기

다음은 배푸리를 다양하게 활용할 수 있는 방법을 나열하였다. 반드시 이 순서대로 모두 따라해야 하는 것은 아니다. 어디까지나 배푸리 지압막대로 배의 굳은 부위를 집중적으로 지압하여 풀거나 배푸리 지압봉에 편안하게 엎드려 배를 부드럽게 푸는 것이 배푸리의 핵심 사용법이다. 그 외의 다양한 사용법이나 배 이외의 지압법은 덤으로 필요에 따라 적절하게 활용하면 더욱 좋다.

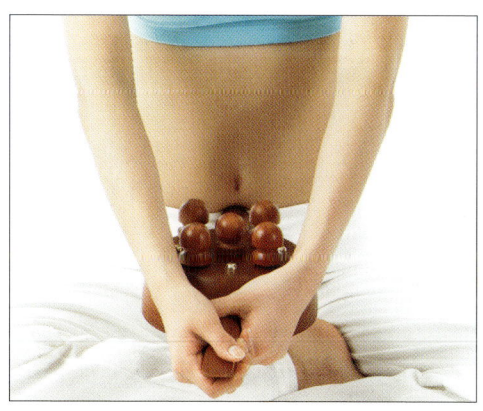

지압막대로 배 지압하기
지압막대로 단전, 배꼽, 중완 등 배의 주요 혈점과 긴장되거나 굳은 부위를 압박하며 풀어준다. 한 혈점마다 10초 이상 지압하고 천천히 이완한다.

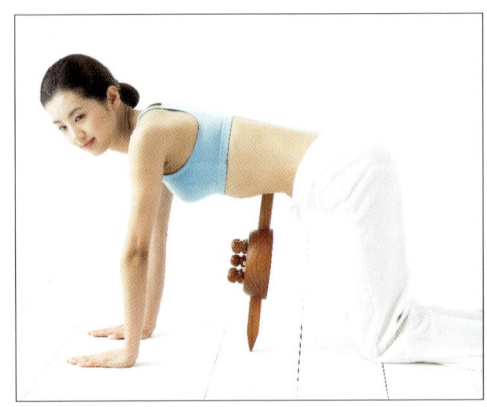

지압막대 대고 엎드리기
배푸리 지압막대의 뭉뚝한 부위를 배의 굳은 부위에 대고 지압하며 풀어준다. 여러 부위를 옮겨가며 배 전체의 긴장을 골고루 풀어준다.

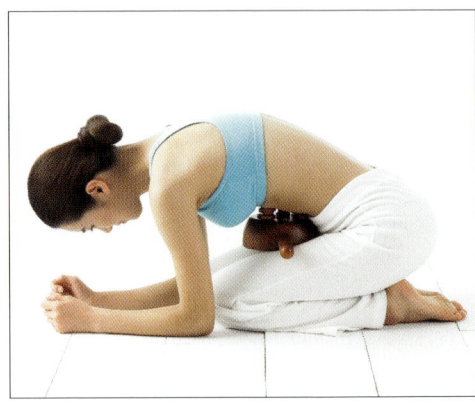

앉아서 배풀기 (삼각형 4구)
꿇어앉아 배푸리를 허벅지 위에 올려놓고 상체를 숙여 배에 압력을 보탠다. 한 혈점을 충분히 푼 후 다른 혈점을 지압한다.

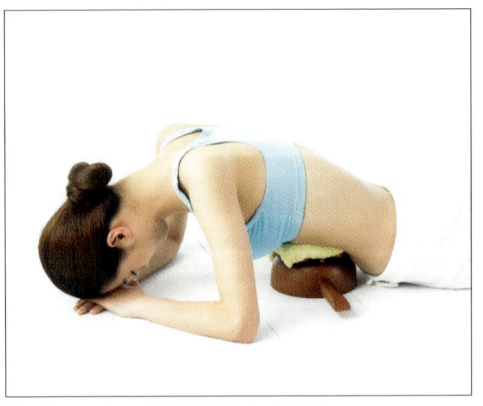

엎드려 배풀기 (다양한 지압봉 활용)
배푸리를 배의 주요 혈점에 대고 힘을 완전히 뺀 채 2~3분간 엎드려 있는다. 몸을 좌우 상하로 미세하게 흔들면 더욱 잘 풀린다. 배의 이곳저곳에 옮겨가며 약 5~10분 정도 지압하면 충분하다. 너무 아프면 양손을 포개어 이마에 받치거나 배푸리 위에 수건이나 얇은 이불을 덮고 엎드린다.

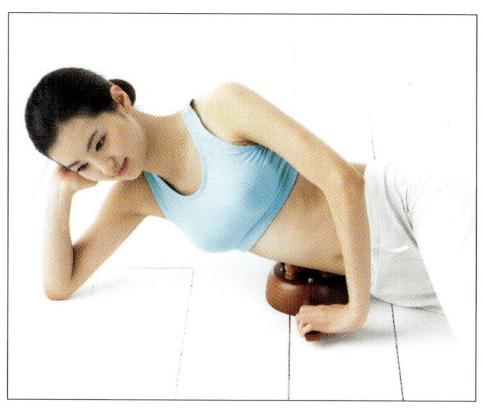

옆구리 풀기(삼각형 4구)
요통, 옆구리 군살이 낀 경우 옆으로 누워 2~3분간 옆구리를 지압한다.

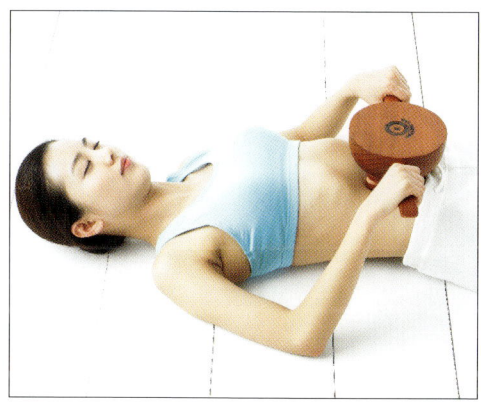

누워 배 흔들어 풀기(5구나 1구)
배의 아프거나 긴장된 부위에 지압봉을 대고 약간 누른 상태에서 좌우 상하로 흔들면서 풀어준다.

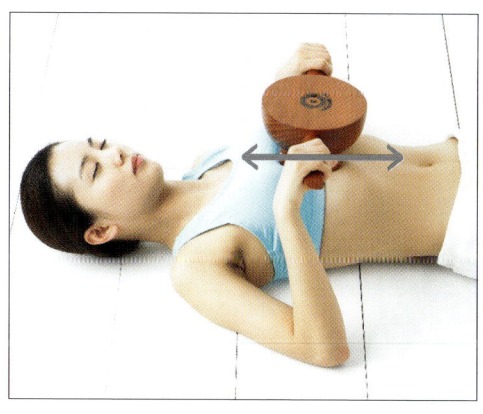

명치와 가슴의 임맥 풀기(5구나 1구)
소화불량, 울화나 가슴이 답답할 때 가슴의 흉골에서 배꼽까지 상하로 강하게 반복하여 문지른다.

등을 비롯한 전신 풀기

5구형 배푸리는 봉을 분리할 수 있어 전신 어디에도 지압을 쉽게 할 수 있다. 시중에 기계적 자극에 의한 진동 마사지 기구들이 다양하게 나와 있지만, 많이 사용하면 에너지가 빠져나가 몸이 축 처지곤 하는 경험을 해보았을 것이다. 배푸리는 몸의 무게로 자연스럽게 지압하기 때문에 그런 부작용이 없고 사용 후 전문 지압사를 고용한 것처럼 몸이 가뿐해지고 상쾌해진다. 하지만 부위에 따라 약간 아플 수 있는데 이는 그 부위가 너무 긴장되어 있거나 굳어 있다는 증거다. 자극량을 조절해가며 꾸준히 풀어나가면 점차 유쾌한 체험으로 바뀔 것이다.

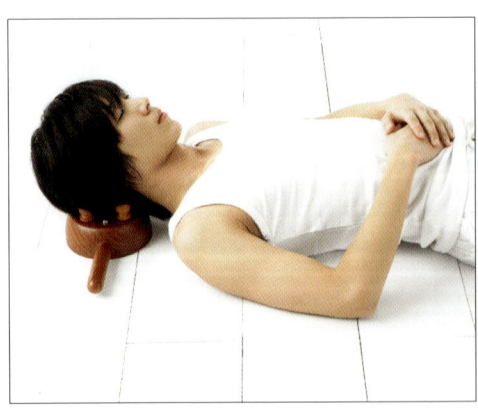

목 풀기(사각형 4구)
지압봉에 두개골 기부의 풍문혈과 풍지혈 등에 대고 통증이 없어질 때까지 배푸리를 베고 있는다. 머리가 맑아지고 목 디스크가 교정된다.

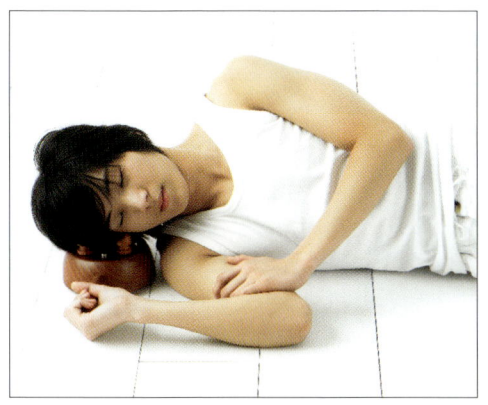

머리와 악골 풀기 (사각형 4구)
옆으로 누워 지압봉에 옆머리와 악골 부위를 대고 통증이 없어질 때까지 배푸리를 베고 있는다. 편두통, 앞면부 긴장이 풀리고 비뚤어진 턱이 교정된다.

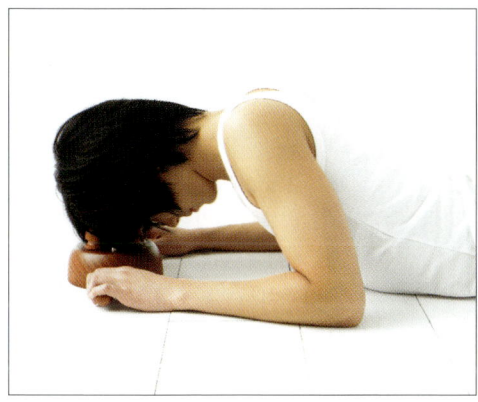

안면부 풀기 (사각형 4구)
엎드린 상태에서 지압봉에 눈 아래위 부위를 대고 통증이 없어질 때까지 유지한다. 눈이 밝아지고 코의 기능이 좋아진다.

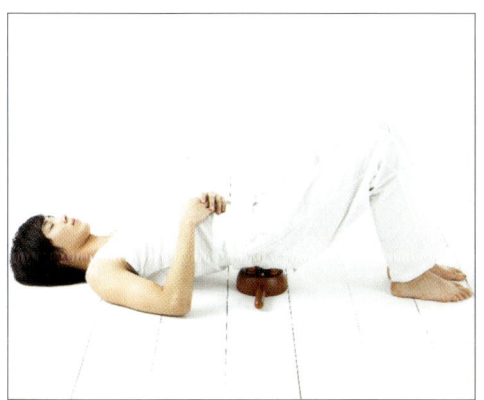

천골 풀기 (사각형 4구)
지압봉에 천골을 대고 통증이 없어질 때까지 잠시 유지한다. 정력증진과 비뇨생식기에 좋다.

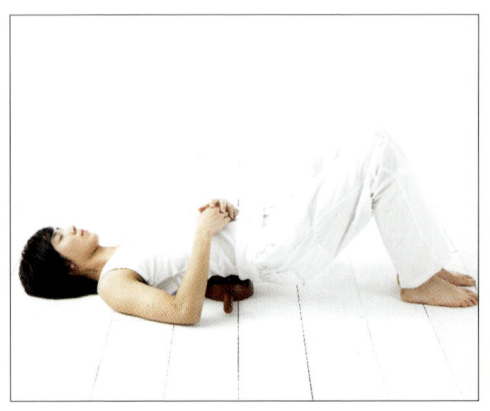

허리 풀기(사각형 4구)
누워 지압봉에 허리를 대고 잠시 유지하거나 의자에 받치고 허리를 자극한다. 요통이 없어지고 허리가 편안해진다. 신장과 부신도 좋아진다.

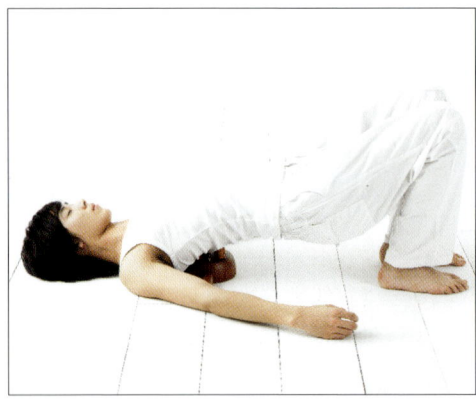

등 풀기, 척추 양옆(사각형 4구)
지압봉을 흉추 옆에 깔고 잠시 유지한다. 굽은 등이 교정되고, 가슴이 시원해지며 오십견, 어깨통증이 덜어진다. 척추 양쪽을 따라 각 장기의 배수혈이 자극되는데, 이를테면 비위와 간담을 좋게 하려면 이들 장기의 등쪽을 자극하고 심장과 폐를 좋게 하려면 견갑골 안쪽을 자극하면 된다.

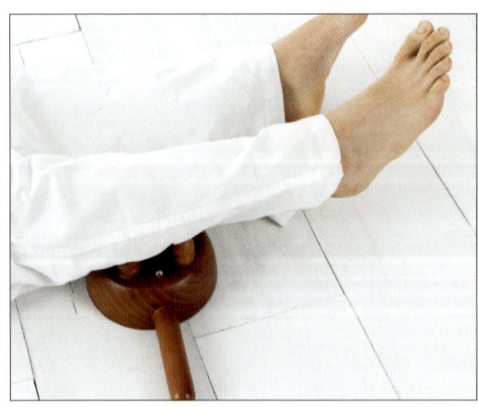

종아리와 허벅지 풀기(5구)
누워 지압봉을 종아리나 허벅지에 대고 잠시 유지하거나 앉아서 허벅지에 대고 체중을 실어 지압한다. 무거운 다리가 가벼워지고 날씬해진다.

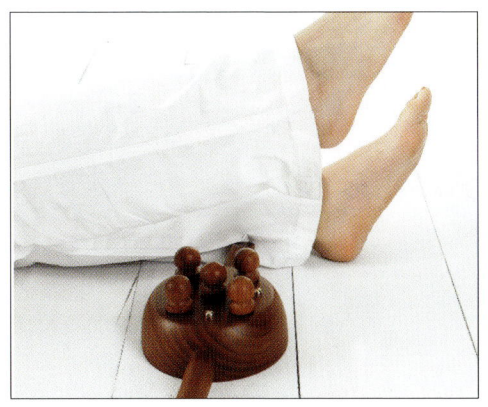

발목 펌프 운동(5구)
한쪽 발씩 상하운동을 하며 아킬레스건을 강하게 자극한다. 전신 혈액순환이 원활해지고 다리와 몸이 가벼워진다. 하지 부종이나 저림, 하지정맥류 등에 특히 좋고, 혈액순환이 원활해져 암, 당뇨, 고혈압 등 전신 질환이 모두 개선되는 데 큰 도움이 된다.

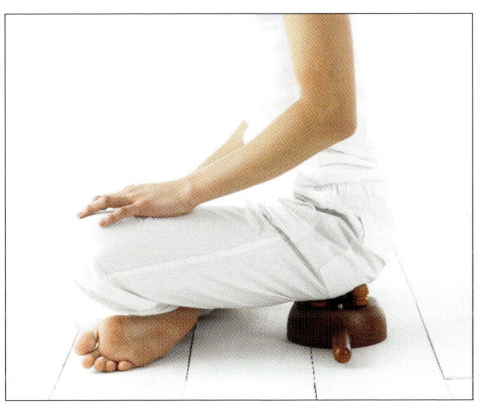

회음혈 풀기(5구나 1구)
지압봉을 회음에 대고 잠시 앉은 상태에서 호흡이나 명상을 하면 더욱 좋다. 성기능 증진과 남성 전립선 질환에 아주 좋다.

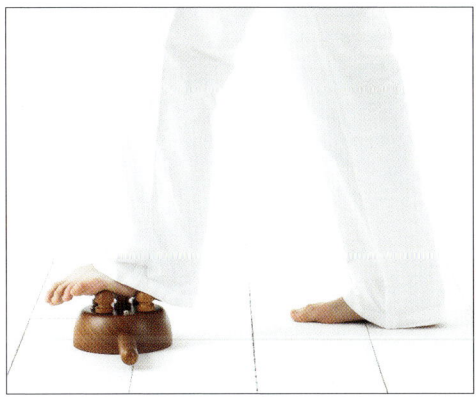

용천과 발 지압하기(5구)
한쪽 발을 지압봉에 올리고 나른 쪽 발을 땅에서 떼어 한쪽에 몸무게를 싣는다. 뭉친 발이 시원해지고 신장 강화, 두통 해소에 좋다.

지압막대로 각 장기 풀기

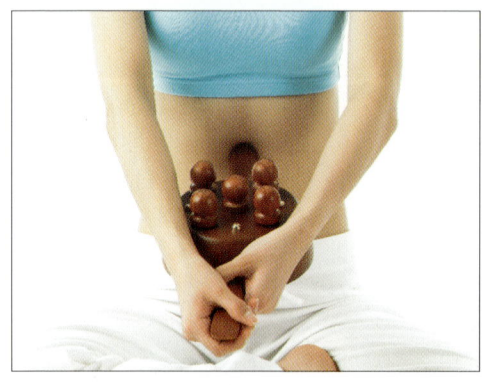

배푸리로 복뇌 지압하기

배푸리 지압막대로 복뇌 부위를 여러 차례 누르고 떼기를 반복하거나 지압봉에 깔고 엎드린다. 특히 명치 부위를 많이 자극한다. 위장이 안 좋은 사람도 복뇌를 지압하면 좋다.

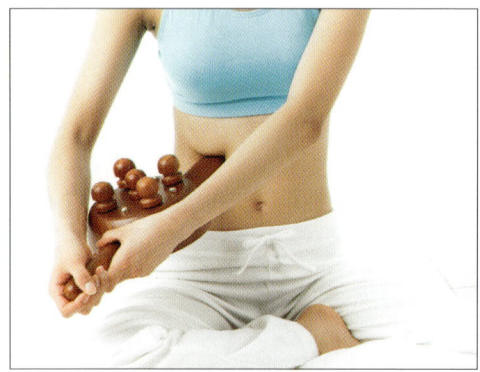

배푸리로 간 지압하기

배푸리 지압막대의 뾰족한 부위로 오른쪽 갈비뼈 아래로 깊이 찌르며 지압한다. 5초 이상 지압하고 떼기를 여러 번 반복하고, 지압할 때는 상체를 약간 숙여 지압의 강도를 더한다. 배푸리 지압봉에 명치 부위를 대고 깔고 엎드려도 간이 깊이 지압된다.

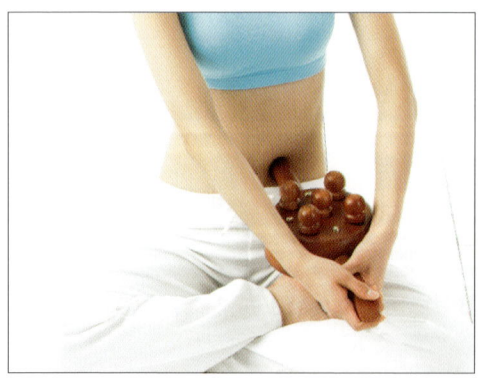

배푸리로 위 지압하기

배푸리 지압막대의 뾰족한 부위로 오른쪽 갈비뼈 아래로 깊이 찌르며 지압한다. 5초 이상 지압하고 떼기를 여러 번 반복하고, 지압할 때는 상체를 약간 숙여 지압의 강도를 더한다. 배푸리 지압봉에 명치 부위와 위 부위를 대고 깔고 엎드려도 위장이 깊이 지압된다.

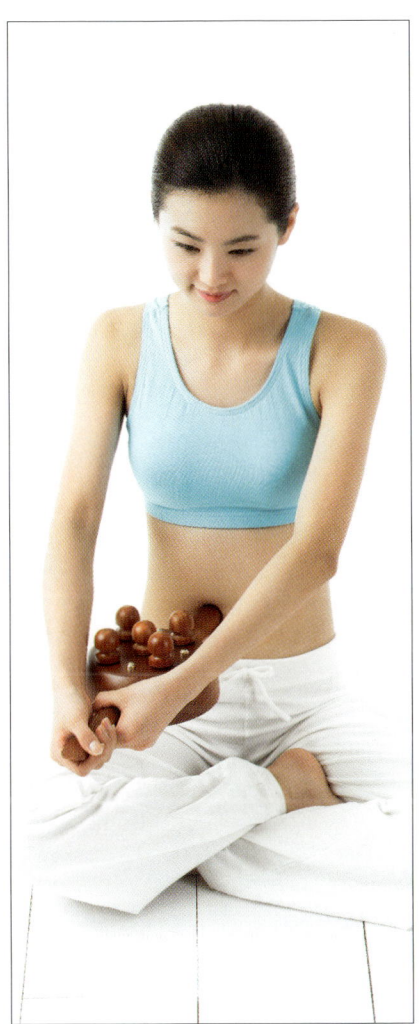 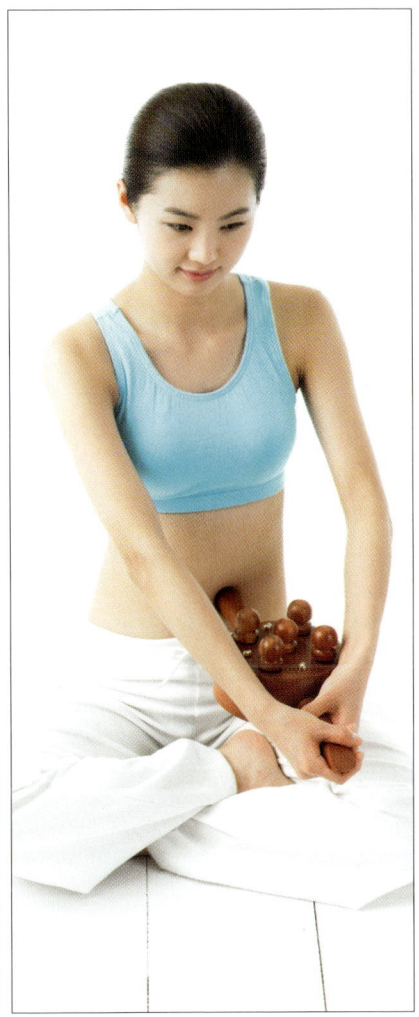

배푸리로 신장 지압하기

배푸리 지압막대로 좌우 갈비뼈 3~4cm 아래에 각각 대고 장을 헤쳐 가며 깊숙이 찔러 넣는다. 5초 이상 지압하고 떼기를 여러 번 반복하고, 지압할 때는 상체를 약간 숙여 지압의 강도를 더한다. 배푸리 지압봉에 같은 부위를 대고 깔고 엎드려도 신장이 깊이 지압된다.

실천사항 일	식사 (종류)	장기마사지 장운동 복근운동 (시간)	보조요법 (종류와 시간)	운동 (종류와 시간)	음주 간식 (종류와 양)	배변 컨디션 (상태)	허리둘레 (cm) 몸무게 (kg)	기타 특이사항
1 (월 일)								
2 (월 일)								
3 (월 일)								
4 (월 일)								
5 (월 일)								
6 (월 일)								
7 (월 일)								

뱃속다이어트 장기마사지 프로그램 일기

"장기마사지는 따뜻한 손과 사랑의 마음만 있으면 언제,
어디서나 손쉽게 할 수 있는 가정 약손 요법이다.
손으로 하기 때문에 부작용이 없고 사랑의 기운이
작용하기 때문에 최소의 시간과 노력으로 가장 큰 효과를
얻을 수 있는 자연 요법의 핵심이다."

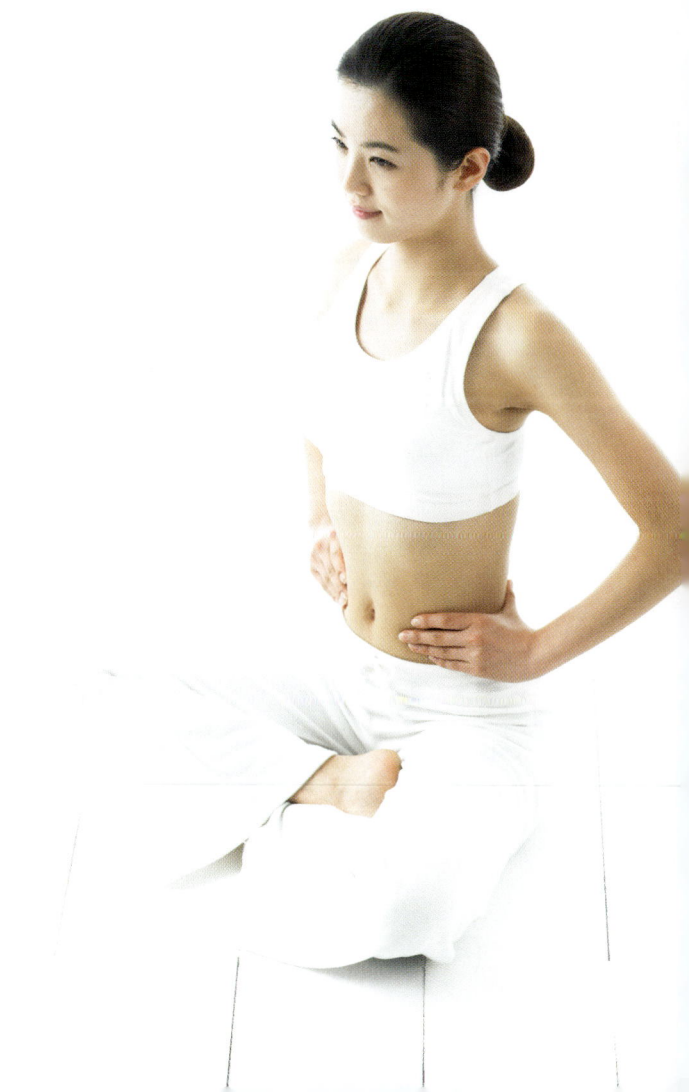

타오러브 교육 프로그램 안내

에너지섹스 시대를 여는 사랑의 건강법

각종 남녀 성문제 해결에서부터 충만한 에너지오르가즘 체험까지!
20년 실전 성교육과 방송을 통해 그 효과가 증명된 국내 유일의 '에너지오르가즘 발전소' 타오러브에서 그 해답을 찾아보세요.

에너지 오르가즘과 기역도 강한 남성훈련

에너지오르가즘 훈련과 최고수 성테크닉을 익히고
강한 남성으로 거듭나는 기역도 프로그램!

기역도는 오직 성기관의 힘으로 중량추를 들어 올리는 최강의 남성훈련 입니다. 회음 근육과 PC근육을 포함하는 모든 성근육을 단련하고 강한 성에너지를 발생시켜 성기능 향상은 물론 장기, 뇌, 골수를 활성화하여 건강과 회춘을 가져다 줍니다.

기역도 프로그램은 명품 악기를 빚어내는 명도훈련을 기본으로, 고품격 성의 원리와 성지식을 실전에 응용하여 여성의 에너지오르가즘 잠재력을 활짝 깨우는 애무와 삽입테크닉, 체위 등의 최고수 실전 성테크닉 모두를 포함하고 있습니다.

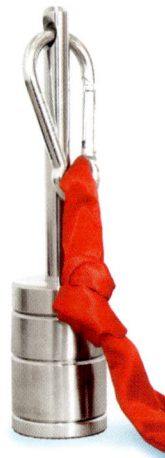

에너지오르가즘과 은방울 사랑받는 여성훈련

에너지오르가즘 훈련과 최고수 성테크닉을 익히고
사랑받는 여성으로 거듭나는 은방울 프로그램!

여성은 선천적 명기보다 노력에 의해 개발된 후천적 명기가 더욱 탁월합니다. 성기관의 수축력이 커지고 감각이 깨어나 자신의 오르가즘을 깊게 할 수 있을 뿐만 아니라, 골반이 부드럽고 따뜻해져 상대 남성에게 깊은 즐거움을 선사하고 남성의 성반응을 자유자재로 도와줄 수 있기 때문입니다. 여성의 성근육 단련과 성에너지, 성호르몬 증진을 통해 성기능 향상과 성적 매력은 물론 건강한 아름다움에까지 도달하는 최상의 방법, 은방울 여성훈련의 특징입니다.

'에너지오르가즘' 성교육 커뮤니티
www.taolove.kr
"온라인 강좌로도 공부할 수 있습니다."

타오월드 소개

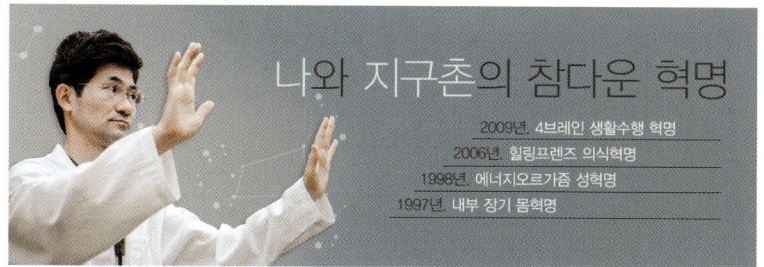

나와 지구촌의 참다운 혁명

2009년. 4브레인 생활수행 혁명
2006년. 힐링프렌즈 의식혁명
1998년. 에너지오르가즘 성혁명
1997년. 내부 장기 몸혁명

타오월드는 비전의 타오양생법을 과학적으로 체계화한 〈4브레인 생활수행〉을 실천하고 보급하는 단체로, 생명에너지를 높여 100세 젊음의 완전 건강을 얻고 궁극적으로 〈참 나〉를 회복하여 성·몸·마음·정신의 전인적 행복을 누리는 데 그 목적이 있습니다.

MISSON
성·몸·마음·정신의
전인적 행복과
복된 지상선경 구현

VISION
4브레인 생활수행
실천 회원 50만명 모집

PLAN
전국민 건강증진과
의식향상을 위한
온라인 오프라인 연계 교육,
국내외 네트워크 구축

타오러브 · 기공 · 명상 마스터 아카데미

4브레인 생활수행 타오월드

교육과 힐링, 수련물품 구입 문의 (02) 765-3270

www.taoworld.kr/www.taolove.kr

종로3가역 7번출구 창덕궁방향 7분거리, 일중빌딩 2층

4브레인과 통(通)의 건강과 행복원리

타오수련은 통과 순환이라는 건강과 행복의 원리 아래, 전인적 성장과 행복을 위해 성뇌(생명뇌, 하단전), 복뇌(신체뇌, 하단전), 심뇌(감정뇌, 중단전), 두뇌(생각뇌, 상단전)를 각각 치유하고 수련하는 통합적인 프로그램으로 구성되어 있습니다.

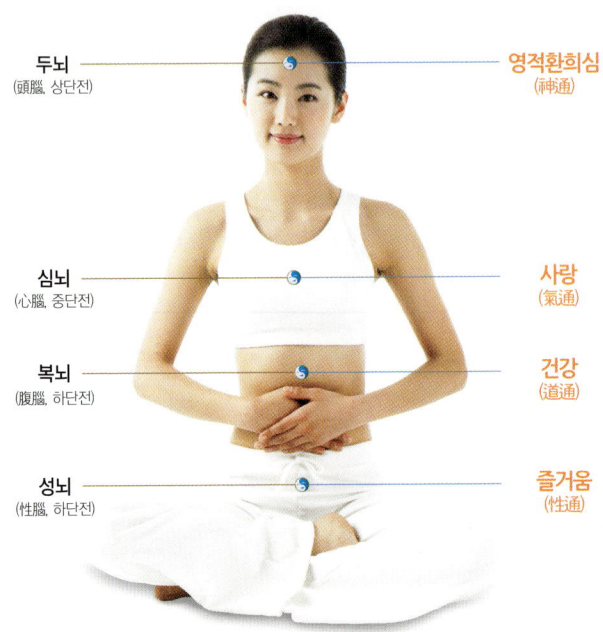

두뇌 (頭腦, 상단전) — 영적환희심 (神通)
심뇌 (心腦, 중단전) — 사랑 (氣通)
복뇌 (腹腦, 하단전) — 건강 (道通)
성뇌 (性腦, 하단전) — 즐거움 (性通)

4브레인	초급	중급	고급	힐링법	수련도구
성뇌 (생명뇌) 타오러브	배꼽항문건강법 기역도/은방울 단기과정	에너지오르가즘과 기역도/은방울 정규과정 특강 성힐링마사지와 애무비법 조루탈출과 비사정 탑시크릿 환상의 삽입테크닉&힐링체위	골수내공과 에너지오르가즘 고급과정	골반힐링	기역도 은방울 맥뚜리/뜸도리
복뇌 (신체뇌) 타오요가	복뇌건강법	깨어나는 몸神 수련	장기힐링마사지 전문가	장기힐링 철삼봉 골기힐링	배푸리 철삼봉
심뇌 (감정뇌) 타오기공	배꼽(단전)호흡과 배꼽(단전)기공 자율진동공	소주천 에너지순환 완성반	오기조화신공 감리명상 오감밀봉 천인합일	에너지 포인트힐링 코스믹힐링	목푸리 베개
두뇌 (생각뇌) 타오명상	내면의 미소명상 배꼽명상	함께 창조놀이 워크숍		원격힐링	

4브레인 생활수행의 단계와 품계

3승	9단계	품계	4브레인	4通	수련과정	상뇌수준 (오르가즘 경향)	복뇌수준 (체질경향)	심뇌수준 (심리경향)	두뇌수준 (정신경향)
하승 (下乘)	1단계	도문 (道門)1	성뇌	性通 人仙	복뇌건강법	발초 / 젊은 맘은 오르가즘	병체질	무감정 / 혼란된 감정	식고 / 걱정거리 의식
하승 (下乘)	2단계	도문 (道門)2	성뇌	性通 人仙	깨어나는 몸과 수련	채간 / 연정된 맘은 오르가즘	음체질 / 건강한 음체질	본감 / 분별된 감정	오식 / 분별된 의식
하승 (下乘)	3단계	도문 (道門)3	복뇌	道通 地仙	함께 참조놀이 워크샵	중동 / 성육 오르가즘	평형한 음체질	정감 / 통일된 감정	조판 / 통일된 의식
중승 (中乘)	4단계	도예 (道藝)	복뇌	炁通 神仙	금수내공과 금메네기줌	경신 / 고두 경정 에너지가즘	한편 경정 에너지체질	작판격 감정	독일 / 통일된 의식
중승 (中乘)	5단계	도인 (道人)	심뇌	炁通 神仙	기역도수업 기즘보면	정유 / 강한 경정 에너지가즘	무중력 에너지체질	강감	의식 / 객관적 의식
중승 (中乘)	6단계	도예 (道藝)	심뇌	神通	오구조화신 금(대주천)	성우 / 영적 활진의 에너지가즘	양체절	주인 / 정주의	통일됨 / 통일된 의식
상승 (上乘)	7단계	도의 (道醫)	두뇌	神通	오라면상 (영상주현)	성감 · 초연 영적(엑스타시) 연정	영성체질 · 유혹	감정 해방	들킬 / 초월 의식
상승 (上乘)	8단계	도성 (道聖)	두뇌	神通 天仙	검음역식 연심일함	초월 성속 엑스타시 연성	영성체절 포태	감정 초월	초혈 / 초월 의식
상승 (上乘)	9단계	도신 (道神)	두뇌	神通 天仙	청김명몸 천치영말 전일합일	환성	영성체질 환성	감정 초월	역사 / 초월의식 환성

대표적인 4브레인 생활수행 프로그램
- 타오러브 · 기공 · 명상 마스터 과정 -

타오러브 – 에너지오르가즘 수련
사랑과 건강, 깨달음을 부르는 성에너지의 연금술

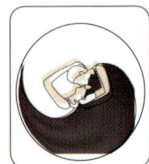

타오러브는 생명력의 원천인 성에너지를 낭비하지 않고 몸으로 되돌려 지고의 즐거움과 건강, 깨달음으로 승화시키는 사랑의 도입니다. 지금까지 소수에게만 비전되어 온 고품격 성 비법을 현대인들의 아름답고 건강한 성을 위해 과학적으로 쉽게 체계화하여 공개합니다. 각종 성문제 해결에서부터 만족스러운 멀티 에너지오르가즘까지! 국내 유일의 살리는 성교육 〈타오러브〉에서 그 해답을 찾아보세요.

타오요가 – 복뇌건강법과 장기힐링마사지
원초적 생명력을 일깨우는 최고의 자연건강법

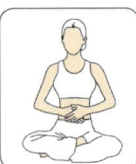

소화, 흡수만 하는 줄 알았던 우리 몸의 오장육부가 '두뇌'와 같은 기능을 한다는 사실이 여러 연구를 통해 속속 밝혀지고 있습니다. 명치부터 골반까지, 위와 소장, 대장 등을 포함하는 복부는 원초적인 생명력이 살아 숨 쉬는 곳이요, 자율적인 생명기능과 자가치유기능의 발원지입니다.
'복뇌건강법'과 '장기힐링마사지'는 생명의 블랙박스인 '복뇌'를 이완하고 강화하여 스스로 몸을 다스리고 치유할 수 있는 지혜를 나눠드립니다.

타오기공 – 소주천 에너지순환
에너지 순환을 통해 치유와 활력의 샘을 깨우고 영적 환희심에 도달하기

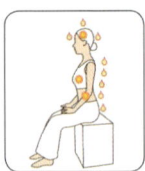

소주천은 소우주 회로인 임맥과 독맥을 여는 수련으로, 소주천을 완성하면 온몸이 진기(眞氣)로 가득차서 완전 건강체가 되고, 몸과 감정, 정신이 하나로 통합됩니다. 이제 그동안 비전으로 어렵게 전수되어 왔던 소주천 개통법을 쉽고 체계적인 방법으로 공개합니다. 기존의 호흡 위주의 수련과는 달리, 천기와 지기를 받아들여 단전에서 회전시키고 천골과 두개골 펌프를 진동시키는 혁신적인 공법을 통해, 단전의 축기 느낌을 빠르게 얻고 소주천 개통을 단시일에 이룰 수 있는 비법을 공개합니다.

타오명상 – 함께 창조놀이 워크숍
내면의 행복과 삶의 풍요를 동시에 펼쳐내는 마법의 창조명상

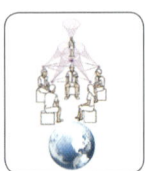

참나는 원래 지복의 존재이며, 우주는 본래부터 영원하며 무한하게 풍요롭습니다. 당신은 의식의 확장을 통해 당신 자신과 타인 혹은 무한한 코스믹에너지와 연결하기만 하면 엄청난 창조력을 발휘하게 됩니다.
나와 타인이 연결되고 상생함으로써 증폭되는 극적인 창조의 마법으로, 내면의 평화와 행복, 건강과 치유, 부와 성공, 인간관계 등, 당신이 원하는 무엇이든 현실에서 마술처럼 이뤄집니다!

타오북스

- 만탁 치아 타오 내면의 연금술 시리즈 -

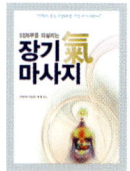

5장6부를 되살리는
장기 氣마사지
인체의 뿌리인 5장6부를 직접 다루는 장기 氣마사지를 동서양의 개념을 동원하여 가장 체계적인 방법으로 소개한 책. 장기 제독법은 물론, 치유에너지 배양법과 각종 진단법, 질병별 적용기법과 치유사례까지 장기 기마사지를 누구나 심도있게 활용할 수 있도록 자세히 소개했다.

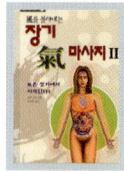

풍을 몰아내는
장기 氣마사지 II
風이 몸 안에 갇히면 병기와 탁기가 되어 중풍, 심장마비, 등 각종 장애, 질병을 일으킨다. 장기 氣마사지 II에서는 엘보우 테크닉을 사용하여 복부와 신체 각 부위에 갇힌 풍을 몸 밖으로 몰아내고 기혈의 흐름을 회복하여 신선한 양질의 氣로 장기와 내분비선을 채우는 법을 배운다.

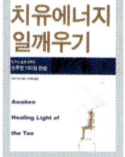

누구나 쉽게 이루는 소주천 100일 완성
치유에너지 일깨우기
국내 최초로 소개되는 과학적 소주천(小周天) 수련의 결정판!
치유와 활력의 샘인 소주천을, 과학적인 방식으로 접근하여 누구나 쉽고 빠르게 개통하는 최신 공법을 공개했다.

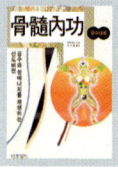

골수와 성에너지를 배양하는
골수내공
세계적 氣전문가 만탁 치아가 달마대사가 전한 역근세수공의 비전을 과학적으로 낱낱이 공개한다! 뼈와 장기를 氣에너지로 감싸는 뼈호흡과 뼈압축, 두드리기 수련, 성에너지 마사지, 성에너지 배양을 위한 성기 氣역도, 옥알 훈련 등이 소개된다.

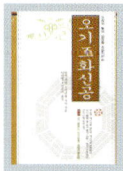

오장의 氣와 감정을 조화시키는
오기조화신공
팔괘의 힘으로 오장의 오기(五氣)와 천지기운을 융합시켜 부정적 에너지를 몰아내고 에너지 진주, 즉 단약으로 만들어 임맥과 독맥, 충맥을 여는 수련법. 더 나아가 양신(陽神, 에너지체)을 길러 공간에 투사하는 출신(出神), 분신(分身)의 선도 비법을 최초로 공개한다!

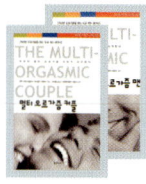

여러번 오르가즘을 얻는 타오 性테크닉
멀티 오르가즘 맨/커플
이 책은 부부간의 깊은 육체적 친밀감을 높이고 나아가 조화로운 정신적 결합을 통해 강렬한 멀티 오르가즘과 지고한 영적 황홀경을 얻는 실제적인 타오 성테크닉을 성의학적으로 제시했다.

타오북스
- 이여명 에너지 연금술 시리즈 -

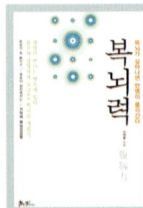

복뇌력(腹腦力)
소화, 흡수만 하는 줄 알았던 우리 몸의 오장육부가 '두뇌'와 같은 기능을 한다는 사실이 여러 연구를 통해 속속 밝혀지고 있다. 명치부터 골반까지, 위와 소장, 대장 등을 포함하는 복부는 원초적인 생명력이 살아 숨 쉬는 곳이요, 자율적인 생명기능과 자가치유기능의 발원지이다.
'복뇌건강법'은 '복뇌'를 이완하고 강화하고 각성하는 과정으로, 장을 풀어주는 간단한 동작과 댄스워킹, 셀프 장기마사지, 배꼽호흡, 배꼽명상의 5단계로 이루어져 있다. 무척 쉽고 간단한 동작만으로 누구나 효과적으로 복뇌를 깨우고 강화할 수 있다.

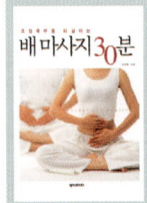

배마사지 30분
동양 전통의 약손요법을 현대 과학의 지혜로 되살려낸 배마사지는 우리 몸의 자연치유력을 높여 몸과 마음을 편안하게 해 준다. 이 책은 인체의 뿌리이자 중심을 다스리는 장기마사지를 일반인들이 손쉽게 따라할 수 있도록 아름다운 화보와 함께 구성했다.
각 장기를 마사지할 수 핸드테크닉에서부터 스트레스, 복부비만, 소화불량, 변비, 두통, 생리통, 고혈압, 지방간, 천식, 아토피성 피부염, 요통 등 증상에 따라 장기마사지를 시술할 수 있는 실용적인 방법을 제시했다.

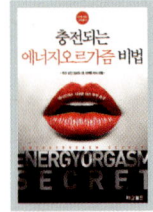

충전되는 에너지오르가즘 비법
'에너지오르가즘 이론'은 동양 전통의 성의학과 성수행법을 현대의학과 접목하여 새롭게 체계화한 무한한 '잠재력 개발성학'이다.
바로 이 책은 에너지오르가즘의 원리를 바탕으로 건강한 몸(명기와 명도)을 만드는 에너지오르가즘 훈련법 5단계와 애무, 삽입, 체위 등의 실질적인 에너지오르가즘 연주법, 그리고 조루와 발기부전을 극복하고 성의 고수로 거듭나는 실전 비법까지 체계적으로 제시했다.

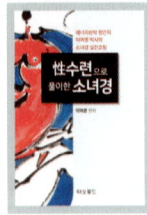

性수련으로 풀이한 소녀경
동서고금의 성학을 통합하여 에너지성학 비법으로 풀어낸 〈21세기 소녀경〉!
동양 최고의 성전(性典) 소녀경 시크릿, 드디어 열리다! "이 한 권의 성전(性典)으로 당신의 침실이 진짜 뜨겁게, 성스럽게 변화됩니다!"

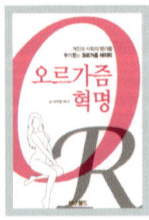

오르가즘 혁명
에너지오르가즘과 동양 성학의 전문가인 이여명 박사가 20세기 초의 혁명적 성이론가인 빌헬름 라이히의 오르가즘론을 현시대에 걸맞게 재조명하고 동양의 성학 관점으로 더욱 발전적으로 해체·완성시킨 작품. 이 책에서는 성행위가 심신건강뿐만 아니라 사회구조에 미치는 영향을 중심으로 라이히의 성격분석 이론, 오르가즘론, 성정치운동, 생장요법, 오르곤론 등의 핵심 개념들을 심리학, 사회학, 생물학, 자연과학, 에너지학적으로 폭넓으면서 심도있게 분석·정리했다.

4브레인 생활수행 물품
- 건강 수련도구 -

뱃속~ 뻥! 뱃살~ 쏙!
배푸리
실용신안등록 0326033

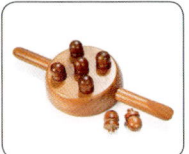

국내 장기마사지 창시자 이여명 회장이 고안한 셀프 장기마사지 기구

배푸리에 그저 깔고 엎드려 있으면 굳은 장기가 부드럽게 풀리면서 숙변이 쑥 빠지고, 다이어트는 물론 찌뿌듯했던 몸이 날아갈 듯 가벼워집니다.
활기차고 당당한 삶, 이제 배푸리 건강법으로 시작하십시오!

맑은 아침을 깨우는~
도리도리 목푸리
디자인등록 0582683

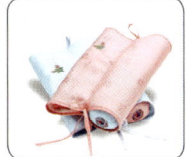

무심코 베는 베개가 소리없이 당신을 죽이고 있다?

인생의 1/3을 차지하는 잠! 편안한 잠자리를 위해 고급침대와 이불, 공기청정기까지 사용하지만 정작 잠의 질은 베개에 달려있다는 사실을 아십니까? 목푸리 베개는 목의 만곡선을 살려주고 적당한 자극으로 굳은 목을 풀어줄 뿐만 아니라 내장된 편백나무에서 나오는 은은한 향으로 깊은 숙면을 유도해 상쾌한 아침을 맞이할 수 있도록 합니다.

배꼽 · 회음(전립선)힐링기구
맥뚜리

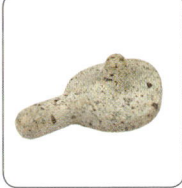

배꼽과 항문만 뚫어도 건강해지고 활력이 넘칩니다!

맥뚜리는 맥반석의 따뜻한 기운과 지압봉으로 배꼽과 항문을 효과적으로 뚫어주는 온열지압 힐링기구입니다. 인체의 중심혈인 배꼽이 통하면 복뇌(5장6부)가 살아나고 자연치유력과 면역력이 강해집니다.
인체의 뿌리혈인 항문(회음)이 통하면 남성은 전립선이 건강해지고 정력이 왕성해지며, 여성은 골반이 따뜻해지고 성감이 향상됩니다.

두드리면 강해지는
철삼봉(大, 小)

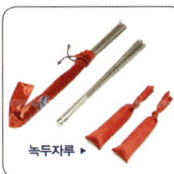

두드리면 강해집니다! 낫습니다!
뼛속까지 시원해집니다!

철삼봉은 스테인레스 가닥을 묶은 강력한 두드리기 도구로, 진동을 장기와 뼛속 깊숙이까지 효과적으로 전달합니다. 뼈는 인체의 버팀목인 동시에 정기의 보고, 철삼봉 두드리기는 골수의 재생을 촉진하여 골다공증을 비롯한 각종 질환을 예방하는 것은 물론, 정력과 활력을 샘솟게 합니다.

4브레인 생활수행 물품
- 성건강 수련도구 -

자율진동 케겔운동기구
은방울

특허출원번호 2020090115375

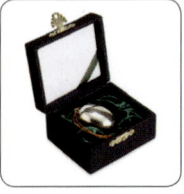

내 안의 여신을 깨우는 매혹의 진동!

은방울 내부에 장착된 진동추는 전기적 장치로 인한 것이 아닌 자연스런 진동을 유발시켜 케겔운동을 도와줍니다.
이제 안전하고 간편한 자율진동 운동요법으로 매력적인 명기로 거듭납시다!

케겔운동 보조기구
옥알

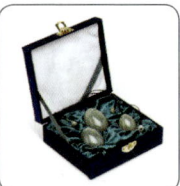

10년이 지난 부부도 3개월 신혼처럼!

옥알은 고대 황실에서부터 전해오는 비법으로 질의 수축력을 위해 고안된 여성 명기훈련용 운동기구입니다. 〈멀티 오르가즘 맨〉 책을 내면서 국내 최초로 소개한 옥알은 탤런트 서갑숙씨의 책에 언급된 이후 더욱 유명해진 것으로, 성적인 매력을 되찾고 성생활의 질을 극적으로 향상시켜 줍니다.

3Way 케겔파워 여성운동기구
女玉(여옥)

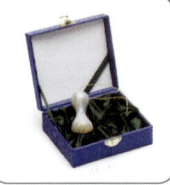

여자의 자존심을 되찾아줍니다!

명기훈련 기구인 옥알을 널리 보급해오다가 질괄약근 운동에는 약간의 아쉬움이 있어 여옥을 개발하게 되었습니다. 여옥은 질괄약근과 질내 성근육, 자궁경부를 동시에 운동할 수 있는 3Way 시스템 운동기구입니다.
여옥을 독립적으로 훈련하거나 옥알 혹은 은방울과 함께 훈련하여 사랑받는 여성으로 거듭나십시오.

대한민국 남녀 1%의 스포츠
기역도/질역도

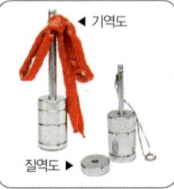

강한 남성, 매력있는 여성의 상징!

기역도와 질역도는 생식기의 힘으로 중량추를 들어 올리는 훈련으로 타오 수행자들 사이에 비전 되어온 강력한 골수내공 수련의 일부입니다. 성근육과 성기관은 남녀 건강의 핵심입니다. 성기관 단련으로 강한 남성, 사랑받는 여성으로 거듭나시기 바랍니다.